中医师承学堂
一所没有围墙的大学

吕英名中医传承工作室书系

吕英疑难病会诊实录

吕英　著

全国百佳图书出版单位
中国中医药出版社
·北京·

图书在版编目（CIP）数据

吕英疑难病会诊实录/吕英著． --北京：中国中医药
出版社，2024.8
ISBN 978 - 7 - 5132 - 8716 - 6

Ⅰ.①吕… Ⅱ.①吕… Ⅲ.①疑难病 - 中医治疗法
Ⅳ.①R242

中国国家版本馆 CIP 数据核字（2024）第 064746 号

中国中医药出版社出版

北京经济技术开发区科创十三街 31 号院二区 8 号楼
邮政编码　100176
传真　010 - 64405721
山东润声印务有限公司印刷
各地新华书店经销

开本 170 × 240　1/16　印张 11.5　字数 175 千字
2024 年 8 月第 1 版　2024 年 8 月第 1 次印刷
书号　ISBN 978 - 7 - 5132 - 8716 - 6

定价　48.00 元
网址　www.cptcm.com

服 务 热 线　010 - 64405510
购 书 热 线　010 - 89535836
维 权 打 假　010 - 64405753

微信服务号　zgzyycbs
微商城网址　https://kdt.im/LIdUGr
官 方 微 博　http://e.weibo.com/cptcm
天猫旗舰店网址　https://zgzyycbs.tmall.com

如有印装质量问题请与本社出版部联系(010 - 64405510)

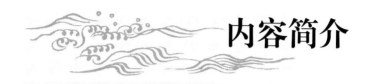

内容简介

　　此书收集整理了 2020～2021 年共 25 个远程会诊病例，病种范围广泛，会诊科室有脑病科、肺病科、肿瘤科、康复科、消化科、综合医院中医科。每个疑难病例的讲解始终围绕李可中医药学术思想七大要点，突出了李可古中医学术流派"凡病皆为本气自病、邪正是一家、六气是一气的变现、先后天两本互为其根、用病机统万病"的中医特色；体现了"厚土伏火，益土载木"两大治法的临床应用；强调天人合一的整体观是大而无外、小而无内，尤其重视"年之所加"对每一个患者的影响；提出了以偏纠偏是用方药圆运动之偏纠患者一气圆运动失常之偏；阐释了不传之秘的药量在临床出入于大小使用的医理。

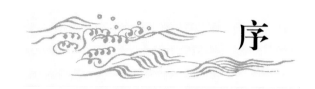

序

　　近日，吕英师父来电，邀我给基地即将出版的《吕英疑难病会诊实录》作序，我实在是心中惶恐，连忙推辞，我虽年长于吕师父，但与我院李可西安传承基地吕富荣同时拜随师门不足五载，自以为习医弟子中，当属晚辈，难以担当如此大任，听师父讲述个中缘由，略作思量，遂应承所托。

　　中华医药，自伏羲画卦，神农尝草，岐黄问道，滴涓成流。《黄帝内经》祖成于春秋至东汉，医圣仲景立六经，著伤寒，树医宗之正派，启万世之法度。李可古中医学术流派，回归汉前中医之路，汲四部经典之精微，发圆运动医学之要义，形成了气一元论的核心学术思想。吕英老师作为李可太师父的得意门生，行医三十余载，继承和创新了李老古中医思脉。以《易经》为本，以《黄帝内经》为宗，以临床表征为重，以六经辨证为法，三观互动，运用古中医理、法、方、药对治疑难杂症和急危重症，构建"一元二仪三观四律五道六径"的古中医诊疗思维。

　　清代徐灵胎医家曰："凡述医案，必择大症及疑难症。"中医学家秦伯未先生说："余之教人也，先以《内经》《难经》《神农本草经》，次以各家学说，终以诸家医案。"可见临床医案在中医药学中的重要地位，吕师父收录2020～2021年基地会诊医案编辑成册，从病案内容、诊疗过程、现存问题、会诊方案、答疑解惑、疗效反馈等六方面进行详细记录，每个病案逐症分析、由博返约、层层梳理，尤其是答疑解惑部分，问答互动，循序渐进，由表及里，少则百言，不拖泥带水；多则千语，不厌其烦，弟子则醍醐灌顶，瞬间开悟，如获至宝。内容涉及内、外、妇、儿、皮肤、五官等临床全科，字里行间融《易经》《黄帝内经》《神农本草经》《难经》等经典理论于一体，运用李可古中医学术流派"气一元论"的核心学术思想，临证始终贯穿"一部《伤寒论》，一个河图尽之矣""河图五行运行以土为中心论""凡病皆为本气自病""六气是一气的变现""先后天两本互为其根""阳明阖坎水足""阖厥阴开太阳"等理论。通篇将《易经》与中医诊疗医理巧思结合，无处不体现"体与用""道与器"之关系，更完美阐释了易学"三才合一""太极之气""两仪阴阳""四象五行""八卦六气"之精髓。科学解释了易医同源、医易共生的道理，实现人与自然、人与社会、人与疾病相生相克的生命学问。临床医案也真实地反映了吕师父具体的辨证辨病的诊断水平和治法精要，是临床经验之纪实，乃中医诊断治疗学之临证指南，为后学之津梁。

"盖未有事不师古而有济于今者，亦未有言之无文而能行之远者。""文存则道存，道存则教存。"这册会诊实录在很大程度上，使医道和医教获得较为集中地"文存"，这册实录旨在师古，精在明理，华在济今。吕师父将毕生所学所思毫无保留、倾囊相授，药方剂量都完全公开，用行为昭示"人民儿女，菩萨心肠"的从医初心，用行为昭告医者学人坚定对古中医药学的信心。

恰逢盛世，正本清源，传承精华，师古济今，守正创新。我们遵循太师父李可古中医学遗愿，跟随师父的脚步，锻造古中医临床型人才、精进中医治疗急危重症和疑难杂病的能力。"百艺之中，惟医最难。"年轻医者，更要脚踏实地，修道德，明医理，做好人，虽医路坎坷，心向往之。

上述感言以为序。

王晓燕①

2023 年立冬于古都西安

① 王晓燕：西安市中医医院副院长、陕西省名中医。

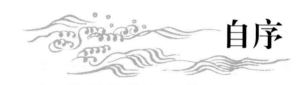

自序

　　中医师承教育是中医学子成长的捷径之一，也是让临床中医生快速提高技能的一条必经之路。李可古中医学术流派国家传承基地成立13年来，一直坚持"脚踏实地、立足临床、一门深入、实证体悟"的师承方法以及"逐症分析、由博返约、通过病例讲医理"的师承方式来开展本流派相关师承教育培训，得到了全国各地广大中医同道们的认可。

　　2020年初因疫情防控，我们率先采用每周一次疑难病例会诊的方式，开展了线上远程临床师承工作。通过4年的坚持学习，大家对疾病的分析能力、病机的判断、方药的配伍和药量的把握都有了一个大幅度的提升。由最初的陕西、海南、河南、江西扩大到云南、甘肃、广西、内蒙古等9家医院的参与。同时一部分志同道合的中医生和科室研究生也坚持参与学习。

　　语音转文字及书稿的编辑修改工作由基地张强博士带着研究生们和各参与会诊科室的同道们负责，尤其是张强博士，为此付出了大量的时间和心血。书稿交付出版社后，肖子杰研究生在刘观涛老师和房编辑不厌其烦的指导下，将每一病例再次进行了修改。在此向大家表示诚挚的谢意！经与刘观涛老师、张强博士多次沟通协商，将其命名为《吕英疑难病会诊实录》。

书稿非常荣幸地得到了陕西省名中医、西安市中医医院副院长、脑病学科带头人王晓燕作序。王院长虽拜我为师，但她的学识、慈悲、大度、心量远在师之上。在此表达深深的敬意和感谢！

我一生挚爱祖国医学，立志继承和发扬师父李可老中医的学术思想，十余年的师承教育教学相长，每一日遨游在祖国医学的大海中，是人生最幸福的时光！祖国医学博大精深，书中难免有错误和不足之处，敬请前辈和中医同道们不吝赐教。

吕英

2024 年 3 月

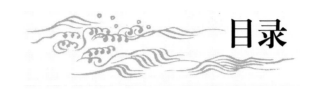

目录

医案 1 | 重剂白术健运太阴对治阳明

——胃炎、便秘

会诊单位：海口市人民医院中医科。

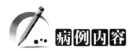 病例内容

姓名：华某。**性别**：女。**年龄**：83 岁。

入院日期：2020 年 9 月 15 日。

主诉：反复反酸半年，再发伴纳差、吞咽困难 1 个月。

现病史：患者因"反复反酸半年，再发伴纳差、吞咽困难 1 个月"，考虑"食管癌"入住海口市人民医院消化内科。入院后 2020 年 9 月 17 日查上消化道造影放射 DR 示食管中段憩室，胃窦区可疑胃溃疡。2020 年 9 月 23 日行胃镜检查示真菌性食管炎，慢性红斑渗出性胃炎。经"泮托拉唑钠注射液"抑酸，"氟康唑片"抗真菌及补钾、补液等对症治疗后，症状改善不明显，伴左侧腰痛，左下腹胀，查上腹部 CT 及 SPECT，确诊为左肾盂癌，会诊建议转肿瘤科姑息治疗，家属拒绝，要求转中医科治疗。

2020 年 10 月 4 日患者转入我科，转入后查尿常规提示血尿，六经辨证为阳明、太阴合病，以阳明为主，血分有热，予"桃核承气汤"治疗（桃仁

15g，大黄 10g，桂枝 5g，芒硝 5g，炙甘草 15g，用法：1 日 1 剂，水煎服），服药后患者大便仍排解困难，需灌肠排便，腹胀较前明显，2020 年 10 月 13 日改用厚朴三物汤合芍药甘草汤（厚朴 40g，枳壳 20g，大黄 10g，白芍 30g，炙甘草 5g，用法：每日 1 剂，水煎服）行气通腑，缓急止痛。

刻诊：腰痛，左侧明显，转侧不利，入夜尤甚，热敷后稍缓解，纳差，吞咽困难，不能进食固体食物，能进食少量流质食物，乏力，失眠，入睡困难，眠浅易醒，醒后难续睡，大便秘结，1～3 天 1 行，排解费力，需服通便药"乳果糖"或灌肠可解出稀烂便，腹胀，左下腹较右侧明显，压痛（＋），小便 2～3 次/晚，口干不欲饮，平素喜温饮，怕热，头背部汗多，汗后喜吹风，易上火，牙龈肿，不易感冒，易疲劳，无发热，无恶心、呕吐，舌暗，苔白腻，脉细弦，左尺脉偏沉。

既往史："L$_{3,4}$腰椎间盘突出症"病史，多年前在我院神经外科因"脑膜瘤"行手术治疗。

辅助检查：2020 年 9 月 17 日上腹部 CT：右肺上叶局限钙化小结节灶。右肺中叶少许索条灶，左肺上叶下舌段部分支气管扩张伴周围慢性炎性灶，建议复查。右侧胸膜轻度增厚。纵隔明显肿大淋巴结影，转移待排，请结合临床。左肾下极及肾盂内软组织占位，建议增强检查。腹主动脉旁多发肿大淋巴结，考虑多发转移可能性大，请结合临床。膀胱内密度增高，请结合临床。胆囊切除术后改变。

2020 年 9 月 24 日全身骨扫描：①左肾弥漫性增大，左肾盂及左肾占位，实性部分糖代谢增高，考虑肾脏恶性肿瘤可能，建议穿刺活检明确诊断。②纵隔 2R/4R 组、左肾周多发肿大淋巴结，糖代谢增高，考虑为转移瘤。③脑膜瘤术后改变，左额叶软化灶形成；脑白质脱髓鞘改变并老年性脑萎缩。④双侧上颌窦炎。⑤肺气肿；右肺散在少许小钙化灶；双肺少许纤维灶，双肺下叶少许炎症；左肺上叶舌段局部支气管扩张；双侧胸膜稍增厚。

目前存在的问题：

1. 此患者阳明伏热的源头是哪里？如何恢复阳明的降机？

2. 患者此次病位在阳明界面，为何用桃核承气汤后仍未排便，伴腹胀，如用厚朴三物汤后大便仍不通，下一步如何治疗？

3. 此患者是属于阴证还是阳证？

4. 患者上热下寒，能否使用柴桂姜汤合当归芍药散？

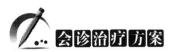

会诊治疗方案

理：三阴本气不足，三阴热化变证，三阴统于太阴，三阳统于阳明。

法：健运太阴同时对治阳明，开气结（痰、饮、水、湿、瘀、积、滞），开道（气、血、水、脉、络）。

方：自拟方。

药：

白术 60g	桂枝 5g	白芍 30g	赤芍 30g
茯苓 15g	吴茱萸 3g	石膏 10g	人参 10g
酒大黄 5g	僵蚕 5g	射干 5g	桑白皮 5g

用法：每日 1 剂，每剂加水 900mL，一直文火煮 1 小时以上，煮取 150mL，分 2 次服。

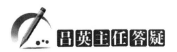

吕英主任答疑

吕英主任（以下简写为吕）：大家判断这个患者的病机是以阳明为主，能判断出来最主要的症状就是腹部的胀痛。不管是不是在左侧腰腹部，这些地方（腹部）胀痛、欲解大便，说明是实证。

先看问题二，判断患者是不是阳明腑实热，一定是看大便的性状。我们用了这些通便方法之后，患者大便不干硬，就说明了肠道里面憋着的气结不是在阳明，因为在《伤寒论》的体系阳明腑实热的表现是大便干硬的。

那患者为什么会有胀痛和欲解大便这个实证呢？我们知道与阳明关系最近的（界面）是太阴，阳明、太阴二者相表里，就像你借钱是找最近的亲戚借。这个患者从这些症状来看有没有阳明的热？肯定有，那么阳明从中化就是太阴，太阴之上湿气治之，这就是老人家排出来的大便不会干硬之理，解决这个问题是用重剂的白术和人参。标本中、开阖枢理论是走我们这条医路的基础知识，必须明白这一点。

患者下一个症状是口干、喜温饮。口干说明是有热，从三阴三阳角度分析，我们看到口干，第一个想到的肯定是阳明界面。口干就是瓜蒌根的使用指征，瓜蒌根所对治阳明的热没有白虎汤证那么深。相对而言，瓜蒌根针对的渴是比较浅的，白虎汤是对治大实热证的口渴。患者喜温饮，对应太阴界面，跟第一个症状的病机是一致的，有阳明，但是阳明病的源头首先考虑太阴。

老人家觉得虚、怕热多汗。那么虚在哪里？针对患者的年龄和病情，立足三阴三阳辨证，肯定是虚在三阴，《伤寒论》把它叫作里气。

怕热多汗，是师父李可老先生说的"浮阳在外"，阳飘出去了。按照这样分析，少阴元气里阳就是不够的。而正和邪是一家，阳飘出去我们要让它回来。但患者局部是实证，人又是虚的，并且老人家不仅有局部飘出去的阳，还有喜欢吹风的症状，说明阳飘出去之后又发生了下一步的病机变化，叫作阳明热化。汗出怕热，这是典型的阳明经热证。

容易上火、牙龈肿，包括不容易感冒、不容易疲劳，也是阳明经热的问题。我们再关注这个患者说话的声音，为什么得这种病还能有这么大的声音？这说明她有阳明经的伏热，虽然腑实热我们前面已经排除了，但是阳明经热是存在的。那我们能不能给石膏？考虑到她喜欢喝温饮，可以给但量不可以大。阳明经热证与阳明伏热病机是一样的，它们在临床上最大的区别是药量的不同，这一点必须清楚，否则主要矛盾和次要矛盾就完全反了，战场就不一样。结合患者这个年龄、这样的大病，在阳明界面是不可能打仗的，阳明界面的伏热不是我们要解决的根本问题。通过对前面两个症状进行分析之后，问题回到了太阴。

接下来问题一：阳明伏热的源头是哪里？如何恢复阳明的降机？刚才都已经回答了，通过太阴来解决。如果这样分析，第一个问题就解决了，病位如果不在阳明界面我们是不会这样去治的。

第三个问题：患者是阴证还是阳证？阴阳都有，所有的疑难杂病一般很少是单纯的阴证或者单纯的阳证，除非像麻黄附子细辛汤证这一类是单纯的寒证，从太阳到少阴。典型的白虎汤证是阳明界面热。即使是芍药甘草汤证都不能简单说是寒或热，芍药偏凉一点，炙甘草是温的，益土载木。所以我们的思维必须转变，不要一味地去判断患者是单纯的阴证还是阳证，我们人只有一气，因为人就在天地之间生存，人这个物种并不是说只有寒或者热，人在天地当中六气都会存在于其中。

如果像这样分析，人身上的病就不可能那么单纯，这就叫"气一元论"，六气是一气的变现，六气是我们看到的象而已。如果人没有患病，像在座的各位一样，身体没有任何问题，我们的身上就看不到风、寒、暑、湿、燥、火的象，意识不到自己身体的寒热虚实，所以我们需要把六气先散开分析，但是最后一定要由博返约。

问题四：患者上热下寒，能否使用柴桂姜汤合当归芍药散？刚才分析了，患者的热是飘出去的阳，浮阳在外，那么下面的寒的根本源头是少阴坎卦（二阴抱一阳）元气阴阳俱损。阴不够也会出现浮阳，叫作水浅不养龙，阳不够也会出现浮阳，叫作水寒龙火飞，这些都要牢记。一旦遇到这种患者，我们都要考虑阴阳俱损。但是这个患者舌苔非常厚腻，还出现胀痛、欲解大便而没法排大便的问题，我们就用升降散去对治土里面沤的湿热火秽。并不是说它是单纯用来治寒、热、湿，而是治相应的气结，所以升降散是温病的一种用药。大家今天回去就看《素问·六节藏象论第九》说的"一脏五腑至阴土，脾、胃、大肠、小肠、三焦、膀胱"，这一篇同时提到"凡十一脏取决于胆"。

人过四十阴气自半，凡是超过 40 岁的患者，不管多么怕冷，我们治疗的时候一定要考虑到这个规律。

那么这种情况下需不需要滋阴？是不是阴虚就生热了？不一定。我们要看阴虚虚在哪里，这个阴跟阳之间的关系是什么？要去分析。肾盂癌，那么局部肯定是大实证，这一类疾病我们先不要考虑是不是寒证，首先判断是大实证。

另外，因为心、肾、脑是少阴本脏，所以像脑部的胶质瘤这一类疾病，包括中风、高血压，都要考虑到脑也是少阴本脏的其中一个，要考虑到元气。

那么顶在脑里面的气结，如果是阳不够就生寒，或者因为肾主水，水的自然属性是往下流，为什么能够到达大脑呢？绝对是有一个气带着它往上走，而这个带着水往上走的气一定是初之气。初之气叫厥阴风木之气，它反映每个人的生机，正常情况下是和缓有序地运行，一旦病了，出现和缓有序升发失常，在人这个物种身上往往表现为下陷之后再直升，叫作疏泄太过，只要往上走的就叫作疏泄太过，当然这里面还涉及冲脉，我们先不考虑那么多。

能够往上冲的这个气用六经辨证来认识就叫作厥阴风木疏泄太过，犹如煤气罐里面就那么多气，我们不停地打火烧气，那煤气就少了，而太大的火就叫厥阴风木疏泄太过，消耗的是人的元气。所以我们在分析的时候就不能单纯考虑消耗的是肾水、肾精、肾阴等，要考虑到元气。

反酸这一个症状，普遍规律是先寒后热。这个患者不吃饭又吞咽困难，我们怀疑是食管癌，但是她还不是，那么吞咽困难我们首先考虑的是厥阴（寒）。寒主收引，食管这一块的肌肉，因为寒，它的弹性下降，而弹性下降对应的是土气，但局部梗阻，厥阴风木顶在那里。如果患者有生半夏的使用指征，我们就直接用生半夏，常规情况下能够兼顾土气的同时，又能够打开这个气结，还可以往下降，如果不能用生半夏就想办法去开气结。

问题来了？气结是什么呢？痰、饮、水、湿、瘀、积、滞，把这7个字记住就好了，有形无形的邪都包含在这几个字里面了。通过开气、血、水、脉、络五道的方法，再组合出开气血、气水、气络等方法，想办法去开气结，为此我们总结出了苓二芍（茯苓、赤芍、白芍）、桂二芍（桂枝、赤芍、白芍）这些组药。

如果是厥阴的寒，像这个患者，我们想恢复食管的弹性，那么第一个用的就是能够打开气结的吴茱萸，但是吴茱萸的使用需要看患者的土气够不够，因为根据吴茱萸汤在《伤寒论》的配伍，在给吴茱萸的同时一定需要给足气、津、液，《伤寒论》原方里用的是大枣。吴茱萸汤重用生姜六两，是因为破了气结之后，厥阴的寒里面包着的是寒水之气。但是这个患者已经不是这种情况了，因为我们刚刚分析她已经有阳明的伏热，不再是生姜的使用病机了。再根据她的舌苔，初步考虑用升降散。

患者的尿常规提示血尿，凡是看到出血，不管是呕血、吐血、咯血，所有的出血如果控制不住，我们第一个要考虑的是利用太阴脾把血统住，另外一个就是厥阴肝，以这两个界面为主来选择方药，张仲景的黄土汤就是这样。

这样一来我们的辨证就基本上出来了。腰痛和左侧腹的胀痛我们考虑是肿瘤引起的。所以要解决这些症状，包括吞咽困难，必须给肿瘤减压，减压之后就好了。下焦减压厥阴就能够升了，再打开局部的气结，它就自降。怎么降？开南方为主，所以很多时候我们使用重剂赤芍，既可以对治血压这一块、对治癌症巢穴的血分伏热，也可以开南方，开南方西方自降，不需要再降西方。如果需要再降那就要找西方不降的原因了。

像这个患者这种白腻厚的舌苔，我们会考虑到王松如的观点"肝胆为发温之源"。如果厥阴下陷后直升顶在南方，这个时候我们需要开南方，降西方又不想用凉药，宜用桂二芍（桂枝、赤芍、白芍）。那么桂枝、赤芍的用量，比例我们最大用到 1:12，1g 桂枝配 12g 赤芍，这种用药就非常稳，关键是明白其中的医理。

入睡困难，我们分析了南方已经堵住了，很难入睡，下面又不通，这个患者基本上就是这些情况。下面包括腹主动脉旁多发肿大淋巴结，我们要想消掉这些一定是开气结的，所以对这个患者桂二芍（桂枝、赤芍、白芍）和吴茱萸必用，因为已经在腹主动脉旁，接下来就考虑用不用茯苓。如果睡得不好，很多情况下是阴阳都虚，舌苔白厚腻我们考虑还是以阳虚为主，这个时候需要用茯苓。茯苓不是简单地利水利尿，大家思考一下，茯苓利的水从哪里来的？它来源于少阴界面，也就是北方。

我们每个人命根所在的地方，这个地方叫元气、阳根之所，用六经辨证来认识叫少阴，这是其中一个少阴的概念。另外一个少阴是《伤寒论》排序的少阴，所以很多概念是糅合在一起的。根据开阖枢理论，三阴里面少阴为枢。这个患者重用白术，如果想稳一点就用 60g，你们敢用大剂量就用到 120g，用这个剂量的白术健运太阴、对治阳明的邪热。厥阴下陷用桂枝 5g，白芍、赤芍各 30g，茯苓 15g，吴茱萸 3g，石膏 10g，人参 10g，然后升降散用酒大黄 5g 给个气孔足矣，再用一个开肺的射干 5g。

人参用大量也可以，因为患者那么多的汗、那么虚，这样用没问题，可以加桑白皮 5g。先试一下，让患者服 3~5 剂，一旦各方面好转之后就好办了。这一类患者在临床上我们不主张用桃核承气汤、调胃承气汤这类处方，像这个患者这么厚腻的舌苔，我们考虑还是太阴的问题。《伤寒论》里面的原文用调胃承气汤调和胃气是因为燥结太盛，而这个患者并没有，所以我们就想办法开南方降西方。

问：为什么升降散四组药不用全？

吕：升降散每组药都有各自的病机线路。僵蚕是升清阳力量最强的，这个患者，比如说上面梗阻的那一块，也是个实证，浊阴不降，清阳不升，包括颌窦炎、肺气肿，包括肺纤维灶、双下肺的炎症、胸膜增厚等，都是清阳升不上去。要理解升降散必须先去读《素问·六节藏象论第九》的"一脏五腑至阴土"，"一脏"的概念我们好理解，关键是"五腑"的概念，好好去看和背《灵枢·经脉第十》。这样我们就明白不足的那些物质是靠化生出来的，就不会选择直接去补。

这个患者升降散不需要用全方，我们用六个字总结升降散的作用——"降、泄、疏、散、宣、透"，选大黄是因为它能够降、泄，重在开气结，不是通大便，而且它既入气分又入血分，能够进入到气、血分。我们用的是酒大黄，重在开气结，而不是通腑，是因为前面已经使用过，并没有取得想要的效果。治疗的主战场，我们通过太阴解决阳明的问题，这是关键，也是第一个难点，后面的药都是小小地开气结，主药只有一个——酒大黄。如果没有酒大黄，那就用小剂量的生大黄，用到 3g 或者 2.5g，不能多用，给个气孔就可以了，因为这种老人家一泻就会更累，身体就会出问题，本身出汗就多，心脏会受不了。

问：肿瘤患者三阴本气内溃，为什么不从厥阴去治？

吕：三阴统于太阴，三阳统于阳明，先让患者能正常排大便，能吃东西。先解决后天胃气，然后一步一步往里治，最后三阴寒湿方、虚寒湿方就要用了。

医案 2 | 普遍规律首选运大气，重剂黄芪如定海神针

——痿证，疑运动神经元病

会诊单位：西安市中医医院脑病科。

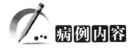

病例内容

姓名：黄某。**性别**：女。**年龄**：55 岁。

就诊时间：2020 年 10 月 9 日。

主诉：双下肢沉困无力 1 年余，加重 1 周。

现病史：患者 2019 年 6 月出现腰痛，伴右下肢麻木、抽痛，无明显肢体无力，予微创手术治疗（具体不详）后肢体麻木、抽痛缓解，2019 年 9 月出现双下肢沉困，就诊于多家医院，均给予神经营养剂治疗，症状进行性加重，2020 年 9 月患者出现独立行走困难，拐杖辅助可步行 100m 左右，且逐渐出现双下肢肌肉萎缩。

近 1 年体重减轻 10 斤，偶有饮水呛咳，无吞咽困难，自觉偶有双下肢肌肉跳动感，遂于我科住院治疗，住院予口服汤药及营养神经治疗后，症状较前明显改善，可缓慢独立行走。1 周前天气变冷后，双下肢无力再次加重，不能独立行走，家人及拐杖辅助下可步行 50m ~ 100m，为求进一步

系统治疗，门诊以"痿病，周围神经病、运动神经元病？吉兰-巴雷综合征？"收住入院。

刻诊：发病以来患者情绪低落，精神差，长期食纳不佳，眠差，入睡困难，大便干，排便困难，1次/日，量少，小便调。舌：舌暗胖、边有齿痕，苔中根部稍腻，舌中有细小裂纹，舌下脉络细小紫暗。脉：左侧寸浮，关沉稍紧，尺沉弱，右侧寸浮重按无力，关小浮弦，尺沉弱。

既往史：发现胆囊结石1年余。过敏史：对"庆大霉素、安乃近"过敏。

专科查体：意识清楚，高级智能中枢功能未见异常，颅神经未见异常，双上肢肌力Ⅴ级，双下肢近端肌力Ⅴ-级，远端肌力Ⅳ级，肌张力正常，双下肢肌肉萎缩，双下肢膝关节以下针刺觉减退，四肢腱反射（+），双侧病理征（-），脑膜刺激征阴性，共济失调查体稳准，自主神经未见异常。

辅助检查：①腰椎磁共振：腰椎骨质增生；$T_{10} \sim L_2$椎体许莫氏结节，腰椎间盘变性，$L_{4\sim5}$椎间盘突出（左旁型），相应水平硬膜囊受压：硬膜囊低位扩张，脊髓圆锥低位，脊髓栓系综合征，脊髓终丝脂肪变性。（2020年3月30日西安市红会医院）②肌电图：所检诸神经运动传导速度正常；双侧胫前肌、腓肠肌可见失神经电位；左侧L_3皮节，双侧L_5、S_1皮节、内踝-皮层P_1波潜伏期延长；右侧$L_{2\sim3\sim4}$皮节-皮层P_1波波幅较对侧降低50%以上。（2020年3月30日西安市红会医院）③头颅及颈椎磁共振：头颅MR平扫未见明显异常；颈椎生理曲度变直；$C_{6\sim7}$椎间盘突出（中央偏左），相应平面椎管狭窄。（2020年5月25日咸阳市第一人民医院）④针极肌电图：双胫、腓运动神经波幅降低，右正中神经受损，符合腕管综合征电生理表现；右正中神经F波未测出，双胫、左正中神经F波出现率减少，双胫神经H反射未测出；EMG：右胫前肌、左股内侧肌、右拇短展肌提示神经源性损害。（2020年9月27日交大一附院）

西医诊断：周围神经病、运动神经元病？吉兰-巴雷综合征？

中医诊断：痿病（脾肾虚寒、气虚气陷）。

西医治疗：营养神经如下：鼠神经生长因子肌注；甲钴胺、维生素

B_1、维生素 B_6 口服（具体剂量不详），每日 3 次；辅酶 Q_{10} 口服 10mg，每日 3 次。

中医治疗：健脾益气升提：参附注射液静滴 30mL/d；黄芪注射液静滴 30mL/d；口服汤药。

初诊（入院前）：2020 年 9 月 9 日。

处方：

山药 60g	木瓜 15g	细辛 15g	酒川牛膝 30g
生地黄 30g	酒大黄 15g	当归 30g	麻黄 15g
生半夏 30g	鸡血藤 45g	白芍 30g	醋五味子 15g
桂枝 15g	黄芪 60g	鹿角霜 45g	紫石英 20g
砂仁 5g	炒白术 45g	炒苦杏仁 15g	干姜 10g
炙甘草 15g	附片 45g		

用法：7 剂，水煎取 300mL～500mL，早晚温服，日 1 剂。

服药后情况：

好转：食纳好转，腹胀缓解，大便质软，排便通畅，量适中，1 次/日。

未好转：双下肢沉困无力，拐杖辅助下可缓慢行走；睡眠不佳。

原方加酒萸肉 30g、熟地黄 30g、盐菟丝子 30g，续服 7 剂后患者双下肢无力明显好转，可缓慢独立行走。

1 周前天气变冷后双下肢无力再次加重，不能独立行走，在家人及拐杖辅助下可步行 50m～100m。

二诊：2020 年 10 月 9 日。

处方：

制附片 60g	细辛 15g	鸡血藤 45g	吴茱萸 10g
砂仁 10g	肉桂 30g	紫石英 30g	桂枝 30g
白芍 60g	胆南星 15g	炙甘草 30g	当归 30g
茯苓 45g	怀牛膝 30g	泽泻 30g	生姜 30g
生半夏 45g	生黄芪 100g	生甘草 30g	

用法：7 剂，水煎取 300mL～500mL，早晚温服，日 1 剂。

服药后情况:

好转:双下肢沉困无力好转,可独自缓慢行走;睡眠好转。

未好转:步行距离较短,室内步行 50m～100m。

饮食不当后结石性胆囊炎急性发作,出现腹痛难忍。

目前存在的问题:

患者脊髓圆锥低位、脊髓栓系综合征行腰椎穿刺风险较大,患者拒绝腰穿,西医诊断不明确,中医诊断明确、中医治疗有效,但症状波动,请专家会诊协助诊疗。

吕英主任补充问诊:

吕:您发病之前感冒次数多不多?

答:不多,平时很少感冒,也很少生病。

吕:发病前那段时间有没有感冒过?

答:发病前,过年的时候感冒过 1 次。

吕:感冒的第一个症状是什么?

答:鼻塞。

吕:有吃药吗?

答:吃了 1 周感冒胶囊。

吕:您生了几个小孩?

答:生了 2 个。

吕:经期有没有不舒服?

答:经期量大,痛经比较严重。

吕:有觉得口干吗?

答:没有。

吕:难入睡时会觉得心烦吗?

答:会,睡不着会心烦,早醒之后头有不清爽感。

吕:得这个病之前会便秘吗?

答:没有,得病后大便变得比较干,前干后成形。

吕:会容易拉肚子吗?

答:不容易。

吕：胃口怎么样？

答：挺好的，得病前后都差不多。

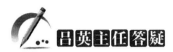 吕英主任答疑

吕：给大家说一下这个病例的重点。这个患者有胆囊结石病史，饮食不当易发作，这是非常典型的阳明腑实热证。如果我们遇到有这种患者，一定要先开（阳明）这条道，而打开这条道路的第一个思路，就是"肝胆为发温之源，肠胃为成温之薮"，先降甲胆，用芍药甘草汤。

根据临床经验，有胆结石的患者必用的两味药是大黄和泽泻。因为气结已经顶在阳明那里了，只是需要根据患者的情况调整药量。

针对这个患者，我们用小剂量大黄、泽泻，对治源头。用大黄时，如果患者有太阴的虚寒，可以给个气孔，让伏热有出路。形成胆结石的源头是三阴的虚寒，考虑到太阴时首选姜炭，也就是大黄、姜炭搭配。

患者舌苔有裂纹，是这几年年运导致疾病的一个特点。不管患者多么虚，如果有怕冷，可以用辛温燥烈药，因为我们的治疗大法肯定是"土伏火"。这个患者还好，没有怕冷怕热，很多患者在这种情况下是非常怕冷的。

如果吃了这些药还怕冷，就一定要考虑到患者怕冷的源头是阳的不够，但为什么吃了这些药还恢复不了？因为我们恢复的是元气，元气是二阴抱一阳的，如果吃药后阳恢复不了，就要考虑"二阴抱一阳"中"阴"的耗损。舌苔有裂纹，提示肾水不足，说明阳明的伏热是存在的，阳明伏热和肾水不足是互为影响的，有热、有火，肯定耗阴。

但也别忘了，这种患者的根本病机是元阳的不足，有水寒，一样会出现龙火飞。那么只有让这个患者飘出去的阳回来，真正契合到这个患者所需要的圆运动，才能够把因为元气不足而源源不断产生的紊乱的六气同时对治。

我们这条医路注重治根本，对于局部的邪气予小剂量药物开气结即可，或者根据"凡病皆为本气自病"，我们所看到的邪气是长期以来的

伏邪。

通过反复问这个患者的感冒情况，我们可以判断，邪气是从太阳表进去的。她的先天禀赋的元气比一般人不足，比如她有痛经，说明先天厥阴有寒，而厥阴寒的源头就是先天的元阳不足。

要明白先天乾坤两卦化合为后天坎卦，通过二阴抱一阳的方式表达为太阳寒水之气，这个气在人的生生之源，阳根之所，在地下水阴中，也叫作少阴坎卦元气。有了元气，才有了《伤寒论》从太阳到厥阴这六个界面的认识。

虽然同样叫作少阴，但少阴坎卦元气与《伤寒论》排序里的少阴是不完全相同的概念。不过针对这两个少阴，用的方药又是一样的，用的是少阴病篇的四逆汤，以及太师父的破格救心汤。

这个患者的大便前干硬、后成形，凡是这种大便，局部必有离位的相火，相火离位的源头是元阳的不足，如果患者只有这个问题，没有别的不舒服，所处方药就是明医堂的虎啸汤。如果是虚人，就用金生丽水方，如果有肺燥，再加麦冬，如果心阴不够，加五味子成生脉饮，这个症状就可以解决。

然后是睡眠的问题，头脑不清爽，这个头脑不清爽反映的是寒湿阴霾逆气。一旦有烦，甲胆就逆上了。所以，在这一块的方药，就是温氏奔豚汤的茯苓、泽泻、牛膝，茯苓可以同时对治心烦的问题（茯苓安虚阳内扰之烦）。

胆结石的问题，我们已经用了泽泻，所以很多药在整体的病机下是重复的，就不需要太多药味。"脾主为胃行其津液""脾主散精"，因为患者在生病前后胃口是一样的，但既然已经瘦了，那么运化肯定有问题。如果寸脉是浮的，必须先解决寸脉的问题，因为这个患者已经出现呛咳了，要注意呼吸肌那一块的问题了。

寸脉和尺脉的沉是相同的机理，因为没有浮，不需要太大的药力，启动原动力即可。关脉那一块我们按下去，感觉有东西顶着，就是因为她的腑里面是有实热的，是有实邪的。

患者这次因为受凉发病，就告诉我们虽然她平时不怎么感冒，但能够让她症状加重的是太阳的风寒，就说明体内必有风寒伏邪。

对于风寒伏邪，是用麻黄还是用桂枝，要根据汗的多少来定，同时还要考虑阳明伏热，有阳明伏热也是有汗的。如果患者有阳明伏热，外感风寒有汗，麻黄可用可不用，如果用麻黄，要加石膏，或者就用麻黄根。

麻黄根托透伏邪的机理和麻黄一样，都是起到宣通的作用，我们在学校学到麻黄根是止汗的，它止的汗是毛皮的汗，能止毛皮汗的机理是这味药能够宣通肤肌到《伤寒论》第 184 条阳明居中主土的阳明阳土这个空间里面的腠理，这就是生地黄、猪苓、麻黄根的使用道理，是温病托透伏邪的一种方法。以上这些就是这个病例的难点。

方药你们可以自己把握，我个人认为，如果是运大气，黄芪起步量就应该是 250g，因为 250g 黄芪有"翻土"的作用，可以翻出寒湿，用翻出的寒湿对治她的燥热。然后四逆汤是不可少的，炙甘草是附子的两倍，考虑到大便干，干姜、姜炭就各用附子量的一半，比如附子 60g，干姜、姜炭各 30g，炙甘草 120g。

对治患者的双下肢无力，重在萌芽的蓄健，重用山茱萸 120g，因为没有口干，人参用 30g 或者 45g 都可以。

接下来就是托透大法，可以用麻黄附子细辛汤，麻黄小剂量，用 5g，细辛 15g，患者阳明有热，加酒大黄 10g，因为酒大黄是降泄的，用酒大黄来搭配麻黄、细辛往外走的力。

这个患者三阴本气不足，前面的方把三阴本气照顾了，就可以用酒大黄，这种患者如果胃口好，也可以加菟丝子。如果用了细辛，患者觉得燥，就用茯苓、芍药来佐，这对药可以打开气结，让气往下走，茯苓也是对治火邪的，不是单纯利水的，是针对太阳寒水之气的水逆上后扰神，这对药也可以解决患者的腻苔。

然后是桂枝汤，因为有 250g 黄芪、60g 附子，桂枝就可以用到《伤寒论》桂枝汤中原量 45g，因为患者有胆囊的问题，又觉得累，所以不用白芍，用赤芍，90g 赤芍足以佐制麻黄、细辛的燥，最后合上五虎汤。也可以用另一种方案，黄芪用到 500g "翻土"，再加山茱萸 120g 蓄健萌芽，用 1 剂，用了后看看患者的反应，看看会翻出什么邪气，再针对性地用药治疗，这种方法就不需要托透。

问：500g 黄芪的方药如何服用？

吕：可以煮成 600mL，分 2 天，每天分 2 次，每次 150mL 服用。一边服一边观察。我们从医理上推断，她的舌脉会改变。她的寸、尺脉都比较沉，说明肺气已经不用了，不能让她的病再继续发展，因为已经容易呛咳，即使只是有点端倪，也要截断病势，所以用重剂黄芪。

第一个方案大家比较熟悉，第二个方案用得应该比较少，因为是住院患者，可以 1 剂 1 剂地开，根据患者服药后的表现，判断是六气里的什么气显现出来。患者的寸脉、尺脉应该会起来，关脉的顶应该会好一些，黄芪这一味药就把六气的紊乱都解决了，把中气如轴和先天乾坤两卦化合成的坎卦不足的本气同时对治。此时黄芪的作用犹如"翻土"，翻了土，种了种子，六气才能生长。

医案3 | 三阴虚寒并阳明热化不宜用黄芪之理

——肺癌

会诊单位：海口市人民医院中医科。

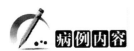 病例内容

姓名：张某。**性别**：男。**年龄**：85 岁。

入院时间：2020 年 10 月 10 日。

主诉：发现肺癌 3 年，四肢肢端皮肤潮红、破溃 3 个月。

现病史：2017 年患者在我院住院，胸部 X 线检查发现肺部结节，家属考虑其基础病比较多（高血压、脑梗死等）及年纪较大，一直未同意行病理穿刺检查。2020 年 5 月检查发现病灶较前增大，左侧有胸腔积液，予行左侧胸腔闭式引流术，癌胚抗原升高，胸腔积液病理未见异型细胞，予抗感染等对症支持治疗后出院，无法明确肺部结节性质。

2020 年 6 月 29 日因出现咳嗽、咳白黏痰、痰中带血丝到我院肿瘤科住院治疗，查胸部 CT 三维重建 + 增强：左肺门及左肺下叶占位。考虑为肺癌伴左肺下叶阻塞性炎症可能大，建议穿刺活检，患者及家属拒绝检查，经肿瘤科医生建议，服用盐酸安罗替尼片抗肿瘤治疗，1 片，每日 1

次，14 天一个疗程，共服用 4 个疗程。

在第 2 个疗程的时候开始出现药物的毒副作用，表现为四肢末端以及髋部皮肤潮红、破溃、流脓液，无伴疼痛，患者在我院皮肤科门诊就诊，诊断为药物性皮炎合并感染，经外用药治疗 3 个月余，症状渐进性加重，双足出现脓疱、渗液，遂于我科住院。入院后行药敏检查，根据药敏结果使用头孢哌酮钠舒巴坦钠等抗感染治疗，目前破溃面积好转。患者有 40 余年吸烟史。

刻诊：患者食欲好，喜欢流质饮食，一日 4 餐，无明显饮食寒热偏嗜。大便每日 1 次，质稀烂，夜尿频，每晚 3~4 次，多在半夜 12 点到凌晨 3 点左右。无怕冷怕风，稍饮热则易汗出，以头背部明显。白天喜卧思睡，夜晚睡眠可，眠浅易醒，醒后容易再次入眠。打鼾，无明显咳嗽、咳痰，口干不欲饮。易感冒，首发症状为咳嗽、咳痰、发热。容易上火。舌郁红，苔少，舌体胖、干，中间有裂纹。舌下络脉瘀青。左脉较右脉沉细。右脉寸、关浮而搏指。

目前存在的问题：

该患者目前考虑阳明和太阴合病，入院后经过中西医治疗，阳明热减轻了很多，源头考虑为阳明液津血生化不足。患者家属拒绝西医抗肿瘤治疗，以中医保守治疗为主。患者当前病机是虚实夹杂。患者基础病较多，肺部有明显占位，四肢溃烂，这种情况是以先扶正为主还是祛邪为主？如何恢复肺之化源？可以解释一下明医堂的木防己汤和《金匮要略》木防己汤的区别吗？我们考虑用黄芪和明医堂的木防己汤加减，利用肺的化源打开右降的道路，不知是否可行？

吕英主任答疑

吕：患者阳明热很严重，用不了黄芪。我带着你分析：大便偏烂，用木防己汤没问题，没有苔，有裂纹，右寸关脉搏指，你们觉得这个时候用黄芪合适吗？

杨医生：黄芪有托腐气的作用，所以我们想用重剂黄芪定中轴。但是患者有肺部的热，不知道如何去清解，所以想问一下师父。

吕：你顺着我的思维看能不能理解。我们先不管症状，先回到脉象。患者这么大年龄，他的寸、关脉尤其是寸脉，如果已经浮出来，脉是浮大的或者搏指的，这一类脉在这种情况下首先考虑什么？

杨：寸口脉浮可能是有热，因为他四肢潮红、甲错。根据舌象，是否可在清热的同时顾护太阴、少阴？我认为患者有肺癌的病史，故而考虑三阴本气不足。

吕：这样的年龄，这样的病，右手的寸、关尤其是寸脉已经浮而搏指，这个时候关键的病机是什么？

杨：少阴病。

吕：少阴病后续如何发展？

杨：水浅不养龙，水寒龙火飞。

吕：右手的寸脉归属于哪个脏腑？

杨：肺。肺不降，右降的道路堵了？

吕：不是。说明这个气怎么了？

杨：气上逆了？气虚了？

吕：三阴三阳哪个界面的气虚了？

杨：太阴？

吕：体现人的生机的初之气是什么？

杨：厥阴。

吕：厥阴风木怎么了才能见到这个脉？

杨：疏泄太过。

吕：对。在这个年龄，这样一个患者，已经出现了厥阴风木疏泄太过了，那厥阴风木在疏泄什么？

杨：元气。

吕：对，把元气疏泄出去了。那么针对这个病机，《医学衷中参西录》中张锡纯给的是什么方？

杨：来复汤。

吕：明白了吗？这个方需要牢牢记住。凡是遇到重病、大病，一旦患者是这种脉，尤其是在阴阳俱损的情况下，一定是首先考虑到肝为元气萌芽之脏，人之元气之脱，皆脱于肝，这个时候一定要先把元气敛住。所以需要看太师父书上的内容，他写得很清晰，就是针对这一类脉象的。这个病机在患者身上的症状还有哪个？元气疏泄还有哪些相应的症状？

杨：多汗。

吕：对。所以基地总结了"寒、热、喘、汗、面、舌、脉"来判断患者是否符合厥阴疏泄太过的病机。然后大便烂体现什么呢？

杨：中气不够。

吕：中气分太阴和阳明，是哪个不够？

杨：太阴。

吕：患者并没有苔。如果太阴是有虚寒湿的，患者没有苔，你会选哪个方？《伤寒论》第 29 条的？

杨：芍药甘草汤和甘草干姜汤。

吕：对，这样可以同时对治太阴和阳明。如果两个方这样一用，合来复汤，方中的芍药是对萌芽戕伐最小的一味药。因为患者这种情况下阴分已经非常少了，阴分虚，肯定有热。而这个热是不能清的，那么我们想办法让这个热回家就好了。

因为是这样的年龄、这样的病，所以用来复汤把元气先顾护住，来复，来复，一阳来复，元气先回来才有本钱，如果认为芍药药性较凉，可以合干姜、甘草。基地用的是姜炭，它没有燥热之弊，能够温中。根据大便烂，搭配什么药能帮助他恢复呢？

杨：搭配白术。

吕：这个患者可以使用白术。还要考虑到患者溃烂的地方，肯定是有火邪的。再加上又是这样一个患者，在补了土的前提下，患者能吃，这样又能解决局部皮肤的溃烂。皮肤溃烂这是属于大气下陷之后火邪显现出来了，那么针对这个患者，这个火是哪里来的？这类患者包括糖尿病的病机都是这个机理。土溃了之后的火毒，哪里来的？源头是什么？

杨：液枯了。

吕：除了液枯了还有呢？你看他易感冒，咳嗽、咳痰、发热。有一类患者一旦感冒就会发热，热是哪里来的？

杨：少阴内伏寒邪化的火。

吕：这个患者少阴的寒目前治不了。这类患者三阴本气都溃了，三阴不是单纯的化寒。

杨：厥阴中化太过，横逆中土。

吕：那针对这个患者用什么药呢？

杨：吴茱萸？温化厥阴寒毒，对治他的火。

吕：这个老人家就这点气，土气溃成这样了，吴茱萸不宜用。

杨：乌梅。

吕：对，这就是厥阴中化太过，用乌梅对治离位的相火。他血糖高不高？

杨：不高，正常的。

吕：土是虚的，既有太阴的寒，又有阳明的热，怎么解决土的问题，就能把后面的病势截断？你们商量一下最常用的药？

杨：生地黄？

吕：生地黄能解决阳明的热吗？

杨：石膏？

吕：不是，患者口干不欲饮。按《伤寒论》的用药方法，怎么解决土的虚呢？最常用的药是哪个呀？

杨：炙甘草。

吕：对，炙甘草是温的。对治的是什么邪？

杨：火邪，应该是生甘草。

吕：生甘草、炙甘草合用。想要突破医理、医术、方药的瓶颈，前提是明理。那么要明白使用生甘草、炙甘草的医理，就要回到李可老中医提出的回归汉代以前的中医之路。

溃疡是西药的副作用，但并不是每个患者都会出现这样的副作用，这个患者太阴的气撑不起来，土气软塌塌的，内匮了之后不是气虚生寒，而是生的火。那么这个火又该怎么解决，火的源头是哪儿？这就要回到六气是一气的变现，从太阴到厥阴，厥阴到太阳，周流不止。这样去转这个病机。

根气、中气、萌芽是生命的三要素，该用哪味药的时候就毫不犹豫用上，既然这个患者是这样，来复汤是必须要用的。注意来复汤中芍药是凉的，因为这个患者能吃，85 岁了，精神状态并不是很差，我们用芍药降甲胆，不会伤到萌芽，没必要用佐药。但如果给这个患者用芍药，会伤到他的萌芽，需要用温的方法，那就是益土载木，土暖了就可以载木，就是这样一个思路。

医案 4 | 伏邪作祟与少阴坎卦元气不足

——重症肌无力

会诊单位：西安市中医医院脑病科。

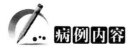病例内容

姓名：于某。**性别**：女。**年龄**：66 岁。

就诊日期：2020 年 10 月 13 日。

主诉：双眼睑上提无力 22 个月，加重伴吞咽困难、全身乏力 20 天。

现病史：患者 22 个月前出现左眼睑上提无力，数天后自行缓解。18 个月前右眼睑上提无力伴复视，晨轻暮重，于外院诊断为重症肌无力、胸腺瘤，服用溴吡斯的明，60mg，每 6 小时 1 次，后症状缓解。

15 个月前外院行腺瘤切除术，术后仍右眼睑上提无力，伴复视，晨轻暮重，服用溴吡斯的明，60mg，每 6 小时 1 次，症状缓解。半月前，患者感冒后出现腹泻，一日泻稀水样便十余次。腹泻后双眼睑上提无力加重，右侧为著，眼睑遮盖瞳孔 1/3，不能完全睁眼，伴复视、咀嚼无力、吞咽困难、咳痰无力、声音嘶哑，胸闷气短，不能平卧，全身乏困，近端肢体为著，颈部抬举无力，服用溴吡斯的明，60mg，每 4 小时 1 次，症状缓解

不明显。

刻诊： 双睑下垂，伴复视、咀嚼无力、吞咽困难，咳痰无力、声音嘶哑、胸闷气短，不能平卧，全身乏困，近端肢体为著，颈部抬举无力。上述症状晨轻暮重，偶有心悸气短，自汗出，偶有怕热，纳食减少（吞咽困难），二便调，入睡尚可。脉象：左脉寸沉实，关弦，尺沉，重按弦滑；右脉寸弱，关大弱无力，尺沉弱。

既往史： 无特殊。

专科情况： 右眼外展、左眼内收活动不到位。咽反射减弱，双侧耸肩转颈力量减弱。双上肢远端肌力 V − 级，近端肌力 IV + 级，余神经内科查体未见异常。

辅助检查： 抗核抗体系列提示抗线粒体抗体（＋），抗核抗体（＋）。均质型抗体滴度 1:160，抗双链 DNA 抗体（＋），抗组蛋白抗体（＋）。

西医诊断： ①重症肌无力，中度全身型，迟发重症型？②胸腺瘤术后。③自身免疫性疾病，混合性结缔组织病？系统性红斑狼疮？④高脂血症。

中医诊断： 痿病，气虚下陷。

治疗方案： 西医予营养神经、抗胆碱酯酶治疗，暂不予免疫抑制剂。中医予益气健脾中汤药及中药注射剂。

2020 年 10 月 14 日来诊。

处方 1：

吴茱萸 15g	红参 30g	肉桂 30g	黄芪 45g
荆芥 15g	防风 30g	茯苓 15g	泽泻 30g
细辛 15g	郁金 20g	生半夏 30g	炒白术 45g
生龙骨 45g	生牡蛎 45g	川牛膝 30g	生姜 30g
大枣 30g	山茱萸 45g	紫石英 15g	生甘草 30g
黑附片 20g			

用法： 3 剂，水煎服，日 1 剂。

处方 2：

葛根 20g	桂枝 20g	白芍 20g	甘草 15g

细辛 15g	黄芪 30g	生姜 6g	麻黄 6g
大枣 15g	淡附片 20g		

用法：免煎颗粒，3 剂，水冲服。

2020 年 10 月 19 日来诊。

病情变化：患者胸闷及呼吸困难较前明显改善，可以平卧，吞咽困难，眼睑下垂，全身乏困未见明显缓解。给予调整中药处方如下：

吴茱萸 15g	党参 45g	肉桂 30g	黄芪 45g
荆芥 15g	防风 30g	茯苓 15g	泽泻 30g
细辛 15g	郁金 20g	生半夏 30g	炒白术 45g
生龙骨 45g	生牡蛎 45g	川牛膝 30g	生姜 30g
大枣 30g	山茱萸 45g	紫石英 15g	生甘草 30g
黑附片 20g	麻黄 15g		

用法：3 剂，水煎服，日 1 剂。

2020 年 10 月 23 日来诊。

病情变化：患者呼吸困难未见加重，吞咽困难，眼睑下垂，全身乏困仍未见明显缓解。右关脉虚大，需要定中轴，黄芪加量，调整处方如下：

黄芪 250g	赤芍 20g	车前草 30g	滑石 15g
炒薏苡仁 60g	川牛膝 30g	黄柏 10g	苍术 20g
僵蚕 20g	生半夏 30g	陈皮 30g	升麻 30g
酒大黄 15g	桂枝 20g	薤白 20g	鸡内金 20g
茯苓 45g	瓜蒌 30g	黄连 10g	黄芩 10g
葛根 20g	厚朴 30g	生姜 30g	生甘草 15g

用法：3 剂，水煎服，每 3 天 1 剂。

2020 年 10 月 25 日来诊。

病情变化：患者于出院当日出现心悸、气短，吞咽困难加重。双睑下垂，伴复视、咀嚼无力、吞咽困难，咳痰无力、声音嘶哑，胸闷气短，尚可平卧，全身乏困，尚可行走，近端肢体为著，颈部抬举无力。上述症状晨轻暮重，自汗出，偶有怕热，纳食减少（吞咽困难），二便调，入睡尚可。予暂停出院，急煎服 10 月 23 日汤药。

2020 年 10 月 27 日来诊。

病情变化：患者心悸、气短加重，不能平卧，吞咽困难加重，不能进食。余症状同前。追问病史，患者于 2020 年 10 月 24 日腹泻 2 次，患者自 2020 年 10 月 25 日起因吞咽困难，几乎未进食。2020 年 10 月 24 日西安出现降雨湿冷天气。西医予激素冲击治疗。患者在激素冲击期间无任何反应，否认发热、心悸等；气短、吞咽困难进一步加重，四肢无力未见改善，暂停 10 月 23 日汤药，调整处方：

黄芪 300g	茯苓 45g	泽泻 30g	炒白术 90g
人参 30g	肉桂 20g	吴茱萸 20g	砂仁 10g
生姜 30g	炮姜 30g	山药 60g	炙甘草 50g
酒萸肉 50g	鹿角胶 30g	麻黄 9g	熟地黄 45g
当归 30g	仙鹤草 150g	桂枝 30g	黑附片 30g

用法：1 剂，水煎服，每 3 天 1 剂。

另处方：

黄芪 45g	吴茱萸 20g	桂枝 45g	淫羊藿 30g
仙茅 15g	仙鹤草 15g		

免煎颗粒，1 剂，水冲服。

2020 年 10 月 29 日来诊。

病情变化：患者在激素冲击期间出现发热、心悸等，气短、四肢无力未见加重，吞咽困难较前好转，调整处方：

五味子 15g	当归 60g	黑附片 60g	炮姜 60g
熟地黄 45g	炒白术 90g	生山药 60g	人参 30g
肉桂 20g	生半夏 30g	吴茱萸 15g	细辛 15g
茯苓 45g	桂枝 15g	白芍 30g	通草 15g
乌梅 23g	山茱萸 45g	升麻 30g	生龙骨 30g
生牡蛎 30g	砂仁 15g	生甘草 30g	炙甘草 60g
生黄芪 250g			

用法：2 剂，水煎服，每 3 天 1 剂。

2020 年 11 月 1 日来诊。

病情变化：患者仍心悸、气短，可平卧，吞咽困难好转，可进食流食。双睑下垂好转，仍咀嚼无力、声音嘶哑稍改善，仍全身乏困，可行走及蹲起。自汗出，偶有怕热，纳食少（吞咽困难，有饥饿感），二便调，入睡尚可。

目前存在的问题：

1. 患者吞咽困难、声音嘶哑、咳痰无力、眼睑下垂、颈部抬举无力、四肢乏困改善不明显，请指导下一步治疗。

2. 患者颈部抬举无力，阳气可上达腰阳关、至阳，如何突破大椎？

3. 患者吞咽困难及咳痰无力，与神经系统其他疾病的饮水呛咳、吞咽困难治疗有何异同？

4. 此类疾病是否以定中轴、运大气为根本首要大法？黄芪或其他药物剂量如何把握？

5. 患者腹泻加重，确有伏邪，伏邪位于何处？

6. 此患者脾土甚薄，伏邪深，是否为服用 10 月 23 日方耗气太过致病情加重的？如此类患者存在寒湿化热可能，去除湿浊或湿热时用药应如何调整？

7. 患者入院后 2 次腹泻是什么原因？

8. 使用激素后患者用药有什么注意事项？

吕英主任答疑

吕：我们先不分析患者的情况，先和大家说一下理论。看看整个治疗过程的瓶颈在哪里，看看大家能不能理解。那么不管患者体内的邪是寒湿也好，湿热也好，这些邪是哪里来的？

答：我们感觉这个患者每次一腹泻，症状就加重，考虑她肯定是有伏邪，但是一直不太确定伏邪是伏在哪里。

吕：你们现在集体讨论一下。

答：先天元气不足，主要应该还是在少阴。

吕：对的，主要是在少阴。那是什么道理呢？伏邪在少阴为什么会腹泻呢？

答：元气不足。

吕：那少阴跟腹泻之间的关系是什么？

答：釜底火不足，导致釜中火不足。

吕：是的。

答：太阴脾土太虚了，失衡了。

吕：对，患者腹泻的根本原因是少阴元气不足。然后如果已经知道釜底火是釜中火的根，那肯定是要治釜底火的。釜底火来源于哪里？

答：来源于坎中的肾精、元阳。

吕：坎中的真阳来源于哪里？

答：先天，父母给的。

吕：父母给不了你的。

答：后天。

吕：那个阳是哪里来的？

答：来源于先天的元神里所携带的元气。

吕：天覆地载，万物悉备，莫贵于人，人以天地之气生，四时之法成。天地之气让你生的。那么这个元阳来源于哪里？

答：后天脾胃？元阳还是来源于先天和后天不断的叠加和充养。我理解的是，元阳来源于随人的神而来的这个天地之间的气息，在人出生的那一时那一刻那一点天地给这个生命的本钱，包括信息，包括能量。

吕：以哪个为主？天和地以哪个为主？

答：以天为主。

吕：如果按照太师父的这种理论，这个天用什么表达？

答：天用乾卦。

吕：《易经》的八卦学说里面，这个天是用什么表达？形成坎卦的这个中一阳爻，在《易经》学术思想里面是乾卦，那么乾卦在五行里面属什么？

答：属火。

吕：纯阳。是的，属火，纯阳，在先天跟它相对应着的那一个纯阴是谁？

答：坤卦。

吕：五行属什么？

答：土。

吕：然后这两个怎么化合啊？

答：土伏火。

吕：只需要伏火就行啦？

答：火生土，土伏火。

吕：明白了吧，就是因为火能够生土，这个土又能够伏火。中国文化把它叫作冲和之气。因为这种冲和的方法，所以那个阳爻一定是在中间的。不可以在上或者在下。这样就形成了天地间或者地球上万物的生命的根本。所有的万物的根本都叫作后天八卦坎卦。那么坎卦在五行属什么？

答：坎卦属水。

吕：对，它跟火、土已经没有关系。坎为水，坎中一点真阳乃人身立命之本。这个就是太师父说的先天肾气。治疗这个患者的关键点都在这里。每一个人，在座的每一位身上的那个坎卦，是永远看不见的，能看见的就是你的肤色，你的样子，你的学识才华，只能看到这些，你的坎卦正是通过这些来表达。那么形成坎卦的那个爹娘更加看不到，但是在人身上看不到的坎卦的运行方式，刚好有另外一个医家用不同的话表达出来了，是谁呀？表达的是同一个内涵。天气下压，地气上升。在这个过程当中，天气氤氲的过程当中形成了什么？

答：六气，阴阳，五行。

吕：这是谁的学术思想？

答：黄元御。

吕：是彭子益，那黄元御的思想是什么？

答：气一元论。

吕：那是怎么说的？

答：一气周流，六气为一气之变现。

吕：那大家再听我引导。（一气周流）一定是天气往下，地气往上。

在这个过程当中，天地叫氤氲的过程当中，它是双螺旋的运动，我们通俗的表达方法就是一下一上，在氤氲的过程当中，能够形成万物。彭子是怎么说这个过程的？

答：中气如轴，四维如轮。轴运轮转，轮运轴灵。

吕：好，那再接着听我讲。这个过程是什么？用一句话表达这个过程。

答：变化。

吕：就刚刚说的原话那里面。

答：轴转轮转。转中轴。轴运轮自转。

吕：这个就叫作中气如轴，这个中气就是刚刚提到的那个过程形成的。所以中气是由生物生命之所而来。那么这个叫作中气的东西跟刚刚讲的哪个是一样的？

吕：中气如轴，这个中气，就是郑钦安的学术思想，就回到《易经》，表达的是坎卦元气。指的是同一个东西，只是说法不一样。

那么轴和轮，根据彭子的学术思想，中气如轴，轴运轮转，轴停轮会怎么样？还有生命吗？生命终结。这句话，那就告诉你。转这个轴，运这个轴是根本。就轴和轮而言，轴是根本。

所以我们治病，如果轴都立不起来，轮已经在乱转了。这个时候的治疗就要以轴为主，肯定是先恢复这个轴。如果轮子乱转的主要矛盾已经在轮了，那就恢复轮的运转，这就是彭子的学说，这两个方法组合在一起就三种方法，他治病的方法就是这三种。那么接着往下想一想，中气如轴，这个中气，在人身上怎么体现？

答：元气。

吕：不是。

答：后天胃气。

吕：对了，是后天脾胃。这个脾胃跟那个如轴中气是一样的。脾胃在人的身上，刚好一升一降，这个就叫作中气的斡旋。中气斡旋运转不停。谁先受益呀？

答：左升右降的结果就是五脏都受益。

吕：五脏得养。你们没有好好地背，太师父写的 4 张纸都留给你们了。

答：肝升肺降。

吕：不是的，因为这个理论是一个层次一个层次的。一旦中气能够斡旋，人的生命以五脏为核心。没有五脏，六腑的功用没法发挥。所以一定是先五脏得养，就像有了储备之后，能源信息才能往外输送。为五脏发挥作用的就是六腑，所以脏腑学说是在这个层次打仗的，你们在这个层次拿捏得很好。

但我们这条医路不是，一直要追根，究本求源，求到你永远看不见的那个源头。彭子的这个观点，回到中国文化，这是什么观点？一部《伤寒论》，一个河图尽之矣。这是河图运行以土为中心论，回到了河图这一个学术思想。彭子和钦安这两位医家，他们从不同的角度去认识天地、生命、疾病的规律，根据这些认识写出了相应的思想，只不过表达的文字不一样。

当代有一个医家把他们的思想完全糅合在了一起，就是我们的开山祖师李可老先生。先天肾气与后天胃气，实为混元一气，在人身上是不可分的。从整体的方药来说，这个患者的治疗是成功的，如果像这样用药，你就知道下焦的寒湿是哪里来的，并且针对源头去给药。如果不找源头，你可以再堆十八味药，甚至还可以再加。那大家先想想我讲的下焦的寒湿是哪里来的？

答：中气下陷，寒湿下陷。

吕：好的。中气下陷是在人体已经有了生机之后，它下陷了，这样会形成寒湿。还有呢？凡病皆为本气自病，寒邪对应的是哪个？

答：少阴。对应的是少阴方面。

吕：太阳之上寒气治之，对应的是人身上最大的阳。那现在大家想，在人身上，那个阳根在哪里呀？

答：阳根在肾。

吕：对，所以这另外一种表达，它对应的就是少阴元气坎卦。那么这种生机的显现，就是刚好转了一圈之后，终之气就刚好把这个阳，慢慢通过双螺旋转到了每个人阳根所在的地方，这个地方叫什么？叫元气。那么用什么来表达这个元气？主气规律里面的终之气是怎么表达的？记住了，就是六之气，终之气就是六之气。

答：太阳寒水。

吕：说完整了。

答：太阳寒水之气。

吕：必须牢记。六个气都是这样的，都是什么什么之气。太阳病，包括这个患者。阳根病了，但是出现的可以是最大的阳的阳热证，也可以出现最冷的寒证，也可以出现水饮、水邪、水湿。比如小青龙汤、苓桂剂、真武汤，这些方都出现在太阳病篇。小青龙汤出现在《伤寒论》第40条和41条，那么早就用了小青龙汤，我们不得不去考虑为什么要这样写。

这些概念必须串联起来，这些都是生活当中的常识，用不同的名称、不同的认识方法去表达同一个东西。但是气一元，象万千，这个万千的象的由来，都由来于不同表达出现的象而已。医家的认识不一样，它的表达方式也不一样。

所以张仲景的《伤寒杂病论》就变成了一个经典，因为它表达的就是这一个规律，而且是通过典型症状反映了天地、生命、疾病的最普遍的规律。那有没有包含所有的规律呢？仲景言：若能寻余所集，思过半矣。

人不一样，时代不一样，你自己去变通就可以。但这些规律，是永远不可变的。因此这个患者的根本病机，重点就在坎中的一个阳的不够。因为凡病皆为本气自病，寒湿是人体自己化生出来的。那现在我问一下大家，寒湿为什么变成湿热呢？你们看她的舌苔。

答：这是寒湿郁久化热，还有少阴的热化。

吕：少阴的热化按照《伤寒论》的体系，首先就是用黄连阿胶汤。寒湿郁久化热是肯定的。另外一个，这个患者的脉，重点就是关脉那一块，不管你怎么描述，都是个实象。釜底火不够生寒湿，寒湿停在那里不化。那么釜底火不够了，什么就不够了？

答：釜中火。

吕：釜中火不够了，那么在土里面就会怎么样？

答：生寒湿。

吕：除了寒湿还有呢，土包括什么呀？

答：太阴湿土，阳明燥土。

吕：对，还有阳明燥土，千万不能忘记。太阴湿土、阳明燥土这两个是分不开的。说到土，说到中气如轴，中气，在六经里面就包括太阴和阳明，到了人身上这个中土就是中气脾胃。怎么运转呢？中气斡旋运转不停。

这个中气是包括太阴和阳明，是同时的。因为釜底火不够，所以很容易推断出釜中火不够。釜中火不够，两个土都是阳虚生寒生湿，通过本位本气很容易理解。那湿热呢？湿又怎么变成热呢？

答：阳明。

吕：对，阳明的什么？

答：燥热。

吕：它的燥热怎么发生就形成湿热了。

答：阳明气机不降。

吕：对。阳明之上，燥气治之。它一旦不降还是燥吗？

答：热、火。

吕：对，不降就热化火化。这个热和火把太阴的湿跟寒，慢慢地在土里面沤、蒸，相互胶结，最常见的表现就是湿热。那我们分析到目前为止，所有问题的源头都在哪里？

答：都是在釜底火。

吕：源头都在釜底火，所以其他药完全可以不用。关键是要恢复这个釜底火，利用天地间另外的偏性纠这个患者的偏性。偏盛的让它慢慢转过来，不足的慢慢让它化生增强。

所以大的治法还是火生土，土伏火，我们给药也是遵循的这样一个规律，这才叫以偏纠偏。那关键就在药量，怎么去伏这个火就是刚好的？

因为土里面阳明的热已经顶上去了。常规用两倍炙甘草伏火，这是我们这个流派总结出来的规律，也是《易经》天圆地方的规律。

两倍的炙甘草完全可以伏住附子的火。如果阳明燥热偏盛，一定是大于两倍。至于大多少，就靠你自己去把握。所以你们的整个治疗是卡在这个医理的，看到湿热就去清，没有把医理贯穿在一起。凡病皆为本气自病。本，刚刚跟大家沟通过了，也应该是明白的，本不够，那么最直接的问题，邪是哪里来的？

答：寒邪直中少阴。

吕：对，这个寒在伤寒体系哪一篇呢？

答：少阴病篇。

吕：不是，这个患者感冒呢。

答：太阳病篇。

吕：对，是在太阳病篇。我们这个命根叫作少阴坎卦元气，为了让大家永远不忘记，就直接把少阴的概念定为少阴坎卦元气，当然少阴的概念远不止这一个，大家可以看《中气与临床》少阴的十六个参悟。这个是必须牢记的，其中的一个表达，就指的坎卦元气。所以寒在里用四逆，那么在表用什么方子？

答：桂枝汤、麻黄附子细辛汤。

吕：伤寒体系救表或者在表用的是桂枝汤，这个患者没有出现相应的症状，是因为本气直接虚了。而且虚在了元阳这里，直接表现为腹泻。那么这些症状都存在吗？肯定是存在的。如果这样，用荆芥、防风是不精准的。

如果人体元气一直是充实的，那么风寒之邪只停留在人体皮毛，这就是麻黄汤证。麻黄汤证完全可以出现高热，因为皮毛都闭塞了。什么闭住了？阳气闭住了。风寒之邪进去之后出现了阳盛，阳气郁滞的热，所以可以高热。那么这个高热怎么解决？开表，给出路。开表出汗之后，邪气就随之而出，这样就没有形成阳气郁滞的源头了，就不能形成阳盛的高热，或者阳气阳郁的高热，这里大家可以看不同伤寒医家的解释。

那么稍微再往里一点，并不是说人体所有的毛皮都不作为，只是其中一部分，只要你有一个缝隙，挡不住敌人，就会往里走，往里走就进到哪里了？通过解剖我们知道，人的毛皮再往里一层，就是肤和肌，所以《伤寒论》第 16 条说"桂枝本为解肌"。病机一变化，就观其脉证，知犯何逆，随证治之。病机可以不停地变化，变化到四逆汤证，变化到调胃承气汤证，变化到芍药甘草汤证，变化到甘草干姜汤证，六合之内完全可以变化。这就是整个太阳病篇的麻桂柴葛栀子五苓和泻心汤方。

六合之内不断地在变化，除了太阳这个界面，其他界面再一变化就构成了整个太阳病篇的这些病脉证。如果已经明确这个患者的伏邪是用麻桂剂去解决，但她的本气又不够，用不了麻黄汤，用什么代替呢？这个患者本气非常弱，温一下，直接心悸了，那就是少阴的问题，这个时候用的就是破格救心汤，不需要考虑。患者病情已经到了这个时候，又是这样一个病，吞咽都没有力气了，那就是阳气不够。因为是本气自病，病了邪就会来。吹风的时候风邪进不了我们身体，是因为我们身体里的元气是充实的，风邪才进不去。我们要祛这个邪，如果说麻黄汤用不了，用哪个方？代替麻黄汤的那个轻一点的方。

答：桂枝麻黄各半汤，越婢汤。

吕：这两个方对应的病位都靠里了。比麻黄汤的证轻用食物，五虎汤的组成刚好就是五个食物。这个病例的学习到此已经足矣，这些是这个患者治疗的关键。

接下来你们守着患者就顺着这种思路去治就知道了，知道成功在哪里，所以不需要那么多药，只找源头，大胆地利用这种思路。另外一个就是阳明这一块有热，这个患者最后一诊，她的关脉也开始弱了，没有力了，也就形不成刚刚我们分析的寒湿两条路形成的湿热实证。整个元气一衰，这些东西没有源头，就实不起来，因为已经没有那个本钱，阳明多气多血也没法发挥作用。所以形不成那样一个实证，全部是一个衰竭的状态。这样你就知道你到底需不需要祛湿清热。答案是不需要的。守着这样的思路，你们再整合一个方再治一下，看看情况怎么样。

吕：因为我们这种思维跨了好几个时空。这种思维就是太师父的李可古中医的思维。这种思维就回到了汉代以前，回到了《易经》，利用《易经》里面的先后天八卦，同时用了河图。我们是脚踏实地地将其用来治病的，不需要去玩那些术数。这些理论在临床怎么指导？落到治疗每一个患者上就好了。所以，大家回去好好把今天讲的内容反复地听，反复地糅和，每一个人复述。这个理论是怎么样，它们之间是怎么样，一个人一个人过关，把这一关过了，过关之后每个人复述。一定是脱稿讲。就讲太师父这一个思想，就那4页纸里面的东西。必须用自己的话表达出来，因为我们不可能走出完全相同的医路。道理很简单，父母生的就不一样嘛，一定是走出每一个人自己的医路，但是我们遵循的规律是一样的。

问：有一个问题，就想再问一下您，就是我们科会经常用到激素，我问按照中药的这个气味、性味归经，怎么看待这个激素？

吕：按照普遍规律，阴虚生热是有热证的。有没有生寒的？也有，就像放化疗。一部分人是大便解不出来，但偏偏有一部分人是不停地拉肚子。

人这个物种用激素，总的规律肯定是调你的能源。尤其从2013年下半年到现在为止，或者一直到2043年，这下半个30年的年运，天地之间的气降得就不够。体现在人身上，如果生病了，下焦就是阴阳俱损。如果要恢复元气，基地这段时间常用两味药，生甘草和熟附子。这两味药考虑了太阴、阳明和少阴，把少阴里面元阳跟肾水都考虑了。如果临床上没试过这两味药，你们可能会问，这么简单两味药能有那么大的力吗？不试是不会知道的，一定要实证体悟。

会诊治疗处方：

黄芪250g	白术120g	蒸附片30g	姜炭30g
炙甘草60g	山茱萸60g	龙骨30g	牡蛎30g
活磁石30g	生晒参30g		

用法：每2日1剂，每剂加水2500mL，一直文火煮2小时以上，煮取400mL，分2日，每日2次服。

医案5 │ 土失载木、厥阴下陷、阳明伏热

——肝脓肿、胆总管支架植入术后

会诊单位：河南中医药大学第一附属医院脾胃病科。

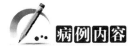 病例内容

姓名：白某。**性别：**女。**年龄：**62岁。

主诉：间断右胁不适伴发热2个月。

现病史：患者2个月前无明显诱因出现右胁不适伴发热，体温最高达39℃，后至省某三甲医院查CT示：肝内混合回声结节（考虑脓肿），肝左叶左外局限性无回声区（考虑肝周脓肿），肝内、胆管内胆汁淤积，肝右叶胆管积气。住院给予保肝、抗感染、经皮穿刺肝脓肿置管引流、对症等治疗2周后仍高热不退。后至我科住院治疗，口服中药2周后热退，复查CT提示脓腔已闭，遂拔除引流管，出院后继续口服中药治疗。1周前因右胁不适再发，伴低热，再次住院治疗。

刻诊：神志清，精神差，间断右胁不适，偶有低热，乏力，纳少，食欲不佳，时有咳嗽、咳痰，痰黄质黏，口干，眠可，大便正常，小便可。舌质淡暗，苔黄厚腻。左脉沉滑数，关大，右脉沉滑细数。

既往史：冠心病病史 5 年余，现未予药物治疗，22 年前行"胆囊切除术"，5 个月前因"胆管狭窄"行"胆道内支架植入术"。

专科体格检查：腹部平坦，腹壁紧张度正常，两侧腹压痛，无反跳痛，腹部未触及包块，剑突下拔出引流管后创面愈合差，局部可见黄绿色脓液渗出，肝、脾肋下未触及，墨菲征阳性，肝浊音界正常，肝区叩击痛阳性，双肾区无明显叩击痛，移动性浊音阴性，双下肢指压性水肿。

中医诊断：积聚，湿热蕴结兼血瘀证。

西医诊断：①肝脓肿。②胆道内支架植入术。③胆囊切除术后。④冠心病。

西医治疗：以保肝、抗感染、营养支持、对症等治疗为主。予注射还原型谷胱甘肽 2.4g 加液静滴护肝，予美罗培南联合左奥硝唑氯化钠注射液抗感染，予复方氨基酸注射液营养支持，输注人血清白蛋白以纠正低蛋白血症等治疗。

中医治疗：治疗以清热化痰、利湿解毒为治则，方选温胆汤联合小柴胡汤加减，辅以利湿解毒及益气活血之药。

处方：

陈皮 15g	清半夏 12g	茯苓 30g	竹茹 20g
柴胡 20g	黄芩 12g	金银花 30g	薏苡仁 120g
厚朴 12g	枳壳 12g	炒鸡内金 12g	炒麦芽 30g
太子参 40g	盐车前子 30g	连翘 20g	当归 15g

目前存在的问题：

患者置管处伤口愈合差，仍不断有脓液流出，精神状态治疗后稍有改善但仍差，患者胆管积气较前加重，肝内仍多发脓肿。请指导下一步治疗。

吕英主任补充问诊：

吕：您好，我是南方医院古中医科的吕英，您跟我讲一下现在您最不舒服的地方是什么。

患者：气短，没有力气，伤口老是往外流脓。

吕：一餐饭能够吃多少，半两还是一两？

患者：半碗小米汤。

吕：吃不吃其他主食，会不会吃点馒头、饼一类的？

患者：不吃。

吕：大便每天都有吗？

患者：大小便正常。

吕：您有没有哪里痛啊？

患者：没有。

吕：患者的舌苔跟病例图片比有好转，厚腻程度减轻，患者有点气喘。

吕：好了，看到了。好了谢谢您啊！我们跟刘主任一起讨论这个病例。

吕英主任答疑

吕：大家好，我了解了一下病情，之前我们也治过肾脓肿出现休克的患者。

目前这个患者，我个人认为已经不能用陈皮。这个患者有反复的肝脓肿，在五脏里面形成大实证，对应到《黄帝内经》叫脏痹，脏里面的气憋住了，就相当于我们说的类风湿关节炎，中医学叫"痹证"。脏痹是一个危证、重证、大证。这个患者经过一段时间治疗之后状态有所好转，但是目前整体精神状态还是比较差，在她表述的时候大家可以看到，她整体的精神状态是不太好的。

吕：刘主任，汇报病例这个医生，他是主管医生吗？

答：是的，贾医生。

吕：那我就来带着他分析一下，因为大家对这种六经辨证，对太师父这条医路不是很了解。

首先你看患者有点气短，像这一类患者，我们能够肯定，不管她有多么严重的感染，一定是三阴病，邪已经在三阴，这是第一点。

那么现在的问题就是，她为什么会发热，这个热是哪里来的。你能不能在三阴病的基础上，从中医理论的角度解释肝脓肿形成的机理？

贾：我是这样想的，因为这个患者之前治疗过程中，在胆道进行的手术以后出现感染，这导致出现了脓肿。那么她有这个感染存在，中医学的观点就是邪入，所以导致她出现湿热的这种情况。

吕：停一下，我们先搞清楚，湿在三阴里面对应哪一个界面？

贾：太阴。

吕：对，对应的是太阴界面。太阴之上，湿气治之，这是不变的规律，就像我们背加减乘除的规律一样，看到湿立刻就想到太阴。

第二点，针对肝这个部位，肝胆对应的是热跟火，那么这个火是哪里来的？

贾：少阳。

吕：对，继续往下分析，它一开始肯定不是在少阳，那因为什么出现少阳的火呢？

答：厥阴下陷，甲胆直升。

吕：肝对应六经里面哪一个？

答：厥阴。

吕：对。厥阴有个什么变化规律呢？它是怎么变化成火邪的呢？厥阴篇的乌梅丸，对应的火邪是怎么来的？这些涉及我们走这条医路最重要的一个知识——标本中规律。

首先，根据这个规律，厥阴之上，风气治之，是风，没有热。那么热跟火是哪里来的呢？《伤寒论》辨证体系里的厥阴界面，根据标本中规律，它是从中的。那么一从中就到了，刚才你说的六经里面的哪个？你刚刚讲到的火对应的是哪个界面？

答：少阳。

吕：对，它从中就从到了少阳。我们都知道，厥阴阴寒重，从标本中规律来讲，如果厥阴病机出现从中太过，就变成了火邪。

下面我要讲的另外一个规律是开阖枢。

厥阴是两阴交尽，那么在开阖枢规律里面它对应哪一个？这是最基本的规律，不懂这些规律的话，我们就没办法在治疗一些大病的时候开出好的方药。

开阖枢里面厥阴是主阖的。这个厥阴就相当于我们看的战争片里面，天亮了之前，曙光在将要出来之前的那段时间，这就是厥阴。

厥阴必须阖回去，阖回去才有"天亮"，这就是标本中、开阖枢对临床的指导意义。正常的阴阳气消长转化，或者天地一气风调雨顺，人没有任何感觉。一旦生病，就会出现异常，针对这个患者，重点就是厥阴界面的变化。太阴的变化大家都很清晰，因为你们用的方是温胆汤。温胆汤里面有二陈，可以看出你们考虑到患者的湿邪还是源自太阴。

如果这样分析的话，我们打仗的这个战场就在厥阴，对应的是肝。

厥阴的生机体现在我们人的每一个刹那，比如我刚刚是休息的，现在我起来跟大家交流，交流的那一个刹那，就是我跟大家交流的生机的起步。一刹那的起步，也叫作初之气厥阴风木和缓有序的升发。这两个概念是重叠的，但是它反映了不同的内涵。

这个患者治疗的难点就在这里。她的生机的起步是没有力的，那么这个力哪里去了？厥阴主阖，阖不回去，全部变为中化太过的火，火再加上土（太阴）里面的湿，就是我们看到的那种湿热的舌象。

按照普遍规律，厥阴病是寒证，那么患者肯定是有寒的，如果是三阴病的患者，就是虚、寒、湿都有。

我们在中医学都学过："气有余便是火。"而虚、寒、湿因为气机不转、憋在土里。那么一旦在土里面憋住了，就"沤"成了 CT 看到的肝脓肿。这就是从中医学角度分析肝脓肿形成的机理。从西医角度分析你们很强，就按照你刚刚那个分析就好。

从中医角度分析就是刚刚说过的那些，如果这样是真理的话，按道理所有人手术过后都应该感染，但现实不是这样。

其他患者同样放胆管支架、做胆囊的切除，但是不会有后续的问题。那为什么在这个患者身上就出现呢？这是因为凡病皆为本气自病。

这就说明这个患者往上升的、支撑人体的气本身是虚的，才会出现刚刚所讲的手术引起的感染。

所以一定要多思考为什么这个患者出现这种情况，一定是从患者身上去寻找答案。这样我们就分析出来这个患者的本气的不够是重在太阴，打仗的界面在厥阴。

在这个患者身上，现在通过把邪气转化归位，黄腻苔基本上消退得差不多了，但患者如果只是吃一点小米粥，没有其他主食，是支撑不了本气的。

我感觉到这个患者有点喘，气短，加上下肢又有水肿，那么就要回到太师父说的，三阴统于太阴，三阳统于阳明，立足中土，在太阴、阳明打仗。

尽管她大小便是正常的，尤其大便这一块是正常的。但是她局部的脓肿，疮口没法恢复愈合，不断有脓液流出，我们考虑是有阳明的伏热。

这种情况下，大便即使是正常的，有伏热必须给伏邪以出路。

如果这样分析，我们要先减少脓液的形成，才能够截断不断流出来的脓液，这样疮口才能愈合，那么重点就在太阴界面。

因为患者有热，那么用来托腐生肌的药，就在黄芪和白术这两味药里面考虑。针对这个患者，选白术。那么第一味药是白术的话，考虑到血分，以及大便是正常的，第二味药就是姜炭，第三味药是酒大黄，用来对治阳明的伏热。

这三味药是一组，在此基础上体现的就是彭子益的"中气如轴"，轴运轮转，轴停轮止，所以必须先让中轴运转起来，依靠的就是这三味药。

那肝里面已经有脓了怎么办？清解这种脓的方法，根据我们的体会，对于虚的这种患者，蒲公英是首选，而不是金银花。金银花虽然是疮家圣药，但是相对来说更凉一点，所以可以首选蒲公英，它不伤中，明医堂有个大气托毒方，就是重用蒲公英 120g。

根据这个患者目前的情况，根据她今天的舌苔，蒲公英可以用 45g～60g，但前提是前面 3 味药一定要给。

如果只用这 3 味药，患者出汗不多，小便也正常，那可以就用这四味药，不需要再加其他的药，吃 1～2 剂观察情况。

到下一步就是解决阳明伏热。关于阳明伏热的源头，我们再回到气一元论。首先人体生机的显现，一定是通过初之气厥阴风木，而厥阴风木这个概念不只对应肝，它是包括肝胆的。所以你们用的温胆汤，已经到了这样一个理论体系。即王松如的"肝胆为发温之源，肠胃为成温之薮"，只不过这个人的病灶是在肝，那就说明有肝脓肿的那个地方，相当于小宇宙里面的小的阳明。

我们人身上每一个点，都是四季五方一元气俱全的，这是不能分开的。肝里面有阳明，那么酒大黄所对治的阳明伏热的源头是东方的甲胆的逆上，甲胆逆上是形成阳明伏热的源头，对应的方就是《伤寒论》第 29 条的芍药甘草汤。

然后，厥阴风木直升，一定会从东方先升到南方，那么这种患者不管是从中医还是西医角度认识，我们都知道她有瘀热，尤其是胆红素已经高了，这种瘀热在伤寒体系也是对应阳明病，阳明是多气多血的，这个瘀热针对的是血分。

患者乏力，出现这个虚象是因为局部是大实证，壮火食气，所以这个时候是不能补的。那么解决这个瘀热，另外一味药就是针对南方的赤芍，南方对应心，心对应血脉，赤芍走血脉。下一步治疗就是这样考虑的。

如果前面的药能够打开局部的气结，那患者就会觉得舒服，接下来就是解决形成气结的源头，如果这个气结打开，局部的病灶慢慢缩小，阳明伏热解决了，壮火食气的力量减弱，那么正气自然而然就增强了，因为正邪是一家，在正气增强的前提下，患者的乏力可以用来复汤解决，这个时候才可以恢复元气。

还有一点，这个患者存在水肿、白蛋白低的情况，如果借助西医的治疗手段可以好转，那就没问题。

如果说补充白蛋白之后不能达到我们想要的治疗效果，那就一定要想到利用人体的三焦、膜原。三焦就是人体所有的缝隙，包括脏器内部，只要能够通过解剖看到有一层薄膜的，那都是三焦的部位。

如果针对水火两邪，像这个患者就是，那就是用基地总结出的一组药——桂桔泽，桂枝、桔梗和泽泻。如果很明显你看到的是火邪，但是因为它能够进到人体大的腔隙和所有的缝隙，那么利用三焦这个元气之别使去对治火邪，是因为它能够打开水火道路。

为什么这么说？因为元气的构成就是水火，所以我们把元气称作水火一家，元气是看不到的，但是我们能看到相关临床症状。至于柴胡的使用，这个患者有气短的症状，如果可以先通过太阴、阳明，先把人的本气增强，再考虑用柴胡就更合适一点，那么根据这个患者的情况，应该是用大柴胡汤。

然后是发热，针对发热的药就是《伤寒论》乌梅丸里面的乌梅了，解决的是厥阴发生中化太过为火。

为什么患者会发热？第一，这个患者土虚，土不伏火，免疫功能低下，患者会发热。第二，土不载木，所以如果想接下来再治疗这种发热的源头，截断免疫反应，比如C反应蛋白指标很高，那就针对异常的厥阴风木去治，这些都需要大家去参悟。

厥阴风火相扇的时候是可以造成生命危险的，我们必须把这个势控制住，而控制这个势的药，并不是想象出来的多么重、多么补的药。如果是针对离位的相火，只有乌梅一味药，但是利用土伏火的前提，是要给足够的土，增强土气。

我初步考虑就是这几个顺序。那么看看李老他闯出来的这条医路，回归到了汉代以前，《黄帝内经》《难经》《神农本草经》《伤寒杂病论》四部经典形成了完备的中医理法方药，就像刚刚我跟大家说的。

但我们是在这样一个完全不同的时代成长起来的，有些理论对我们来说非常难理解。把《黄帝内经》的理论理解，然后应用到《伤寒论》，你要明白《伤寒论》的文字和条文跟《黄帝内经》中的内容哪些是一致的。最关键的是，这些内容在临床上对应的是什么。如果不能在临床与之对应，李老的这条医路是指导不了临床的。

所以患者这么多，在这么好的条件下，要静下心来，不管多忙多累，每天都抄一条《伤寒论》的条文，每天都听一点点录音，哪怕听得睡着了，当催眠曲也试着这样坚持一下。这一次的会诊病例就跟大家讲这么多的知识。

其实李老的学术思想的根本已经跟大家交流了，详细的七大条，刘主任带着大家去学。不懂没问题，不懂我们随时沟通交流，就怕大家不行动。不怕念多，只怕觉迟。也不是说这条医路它就怎么好了，我个人认为它只是一条捷径，一旦明白了这些东西，这些东西在哪里？在每一个人身上，在我们的生活当中，它并不会那么玄妙深奥，并不难。只是我们要迈出这一步，要建立这样一个思维。

问：吕老师，您好，我问个问题，我原来认为厥阴病是一种病在进展过程中的一段时期，到这个时期了的一个表现。但是我今天听了吕老师的解释，我想说一说我的想法，您看对不对。就是我现在听了您讲的这些以后，是不是应该这样去理解厥阴。厥阴，严格来说，每个人都拥有，特别是患者，它都在，它是生火的一个地方，厥阴阴到一定程度，它一定是要生火的，它要释放出来热。这个热、火呢，应该要有土来伏它。如果这个人中气虚、土虚的话，是不是火就逆上了？上到甲胆上，或者说上到肝胆上了，是不是就是这样的一个意思？

吕：您好，不是的，它是一个周流不止的过程，包括表证的营卫。它就像我们一天的生气在不断地转，那么夜尽了肯定是第二日，不会一直都是黑夜，这是我们东方文化对天地自然这种规律的认识。人不生病的时候，每天睁开眼睛，天亮了，你觉察不到生机显现了。

只有在患者病了之后，天亮了，才会感觉到生机的异常。您说的火就是天亮了之后显现的那种生机。那确实就是少阳的少火生气之力，哪里来的？是厥阴阖回去出来的少阳，就是厥阴中化为少阳，经脉都有相互为表里的关系，是这个道理。这是理解厥阴的一点。

但厥阴绝不仅仅是这一点，久寒了那也是厥阴的问题，所以才有久寒用吴茱萸、当归，就是《伤寒论》里面的六个界面——三阴三阳，不只是一个内涵。

比如天亮了，它对应太阳，正午也对应太阳。一天当中，夜尽了的那个阳，整个大气压到地下水阴中的那个气，偏偏也叫太阳寒水之气，但是各自代表的含义是不一样的。

所以我个人认为需要把李可老中医说的《黄帝内经》《难经》《神农本草经》《伤寒杂病论》这四本中医经典里面包含的一些内容去理解、明白，比如说弄清楚六经里面的太阳有多少个内涵，这样去理解，能够明白的话，那么就能判断患者对应的是哪个太阳病。比如患者说自己一睁眼就感到疲劳，同时还怕冷，穿衣服也解决不了。那么这一类的患者，病到哪里了？答案是病到在里、四逆汤对治的这一个太阳，你需要明白这也是太阳病。

那么为什么直接就对应到四逆汤呢？因为四逆汤对治的就是人的命根，火生土、土伏火形成的那个元气。如果我们只停留在寒者热之、热者寒之这样的理解和认识，那么《伤寒论》太阳病篇第 61 条的干姜附子汤方，附子用的也是生附子一枚，跟四逆汤的量是相同的，难道第 61 条的病比四逆汤治疗的病还重吗？肯定不会，一个在太阳病篇，而另一个在少阴病篇。而且少阴代表元气，太阳并不代表，"昼日烦躁不得眠，夜而安静"就证明了整个《伤寒论》说的是天地规律的失常。

我们现在如果把人分隔开，分成不同的系统去认识，你可以认识得很清晰，但是不能失去整体这个根本，不能失去人这个整体的根本，更不能失去人跟天地之间这个根本。

我们的很多老前辈们，包括现在很多用脏腑辨证的医生，他们的临床效果也很好，因为他们能合那个道，合那个规律。只不过是李可老先生闯出这条医路，他的理论没有脱离中医学的经典，所以就是有理可依。

那么我们再去走这条医路，就不需要再创造什么，就遵循着这样一条医路去学就好了。李可老先生所回归到这条汉代以前的中医之路，它就是难，也确实难。我自己参悟了这么多年，第 10 年的时候我也怀疑师父说的到底对还是不对。经过反反复复这样参悟，慢慢才明白了他说的东西是什么，这个东西又怎么去更好地指导临床，这些确实是需要领悟和需要时间的。当然更重要的就是李老所说的学习中医的五大关，第一关就是明理，明这个理，就回归了经典，这个是难点。

问：关于这个患者，我们刚才听了您的分析以后有几个想法。第一个就是这个患者实际上发病的根源其实是三阴的本气的不足，这是一个根本。第二就是目前这个患者整个发病的过程当中，因为厥阴阖的问题，还有太阴的虚的问题，导致了现在是一个虚实夹杂的状态。虽然经过治疗以后，患者整体状况有所好转，但目前就是刚才您分析的这个病机，这个患者应该是有阳明伏热的，同时还有太阴本气的虚。

那么我考虑她是不是也有少阴的虚寒的问题。刚才您给出来这个方包含白术、姜炭和大黄，那么它就分别对治了患者目前的一个状态，第一个是太阴的虚，第二个就是阳明的热，还有就是太阴的虚寒和阳明的热。我觉得这个方非常简练，那么再加上蒲公英这样一个清热解毒的药物，我觉得从理论上讲疗效会比较好。

然后刚才讲到赤芍对治南方的热。那么针对这个患者现阶段的治疗，能不能把赤芍加上去呢？这是第一个问题。

第二个问题呢，就是我觉得目前患者应该是大实有羸状，您为什么没有用党参、黄芪？是考虑到患者目前的病机还是标实？如果现在用这种补气药物，可能会造成虚虚实实的一种后果？

第三个问题是，将来这个患者流脓的情况好转，以及一些标实的情况好转以后，能不能加用您说的来复汤，或者用理中汤这种方药，甚至包括用一些柴胡剂来解决，就从治未病的角度，能不能去这样去考虑和治疗？

吕：是这样的，要先把这种壮火食气的病势截断。扶正的药在里面就是白术，针对的就是中轴。中轴要立起来，挺起来才行。轴运轮转，这个轴就像你固定一个物体，这个轴的材质不一样，对应的轮也是完全不一样的。

针对这个患者，她肯定有少阴的问题。但现在我们依据"三阴统于太阴，三阳统于阳明"，只在太阴打仗，这是关键。如果脓液再流，虽然我们所看到是脓液，但同时元气也随之而泄了。

所以白术的功效是什么？崇土治水，把这个虚塌塌的土气顶起来，顶起来之后姜炭就能够温血脉。那么顶起来的这个道理，只能大家自己去想了，因为我和大家考虑的是不一样的。

在转这个轴的过程当中，道路肯定是被堵住的。那么这些堵住道路的东西就是伏热，伏在哪里？气、血分都有热，这个时候肯定是选用大黄的。但考虑到患者虚，大便又是通畅的，所以选酒大黄。

这样就让白术、姜炭、酒大黄这三味药把中轴先健运起来，中轴健运起来，在四维运转的时候，下一步就是解决脓肿里面的脓液了，这个脓液是热毒，我们都知道。

既然这个患者本气不够，我们就不用作用那么强烈的清热解毒药，用蒲公英比较好。蒲公英和金银花比，它能解决相应的这种热毒，但是它不会那么伤脾败胃，不怎么伤中，很多老百姓用几斤蒲公英煮水喝也没问题。这是第一步。这一步如果把中轴立起来了，之后完全可以用桂二芍（桂枝、赤芍、白芍）、苓二芍（茯苓、赤芍、白芍）、桂桔泽（桂枝、桔梗、泽泻），包括来复汤，但是这个患者单纯用四逆汤不太适合，后期要解决病根，应该是走逆气方这条线路。

这种患者，附子只能小剂量使用，因为肝本身就是藏血的，而附子对治的这种热跟她形成脓肿的那个热，最容易同气相求，同气相求之下，脓肿又形成了，所以治疗的关键是把这个土顶起来，这是第一点，土能伏火。第二点，土能载木。肝对应的就是风木，只要土够强健，它就能够承载患者相应的风木之气。包括肝、胆的热，是不需要再去清解的。

医案 6 | **厥阴萌芽蓄健不力、相火离位使用来复汤合封髓丹**

——高血压病、焦虑障碍

会诊单位：海口市人民医院中医科。

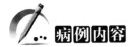 病例内容

姓名：郭某。**性别**：男。**年龄**：59 岁。

初诊日期：2020 年 11 月 10 日。

主诉：反复头晕 7 年，再发伴胸闷痛 1 周。

现病史：患者 7 年来常因睡眠不好及劳累后出现头晕，无视物旋转，无眼球震颤，无耳鸣，偶有胸闷，休息可缓解，无明显气促，多次监测安静状态血压高于 140/90mmHg，最高达 180/110mmHg，曾多次在我科住院治疗，明确诊断为"高血压病 3 级，极高危"，血压控制稳定后出院，院外规律服用"苯磺酸氨氯地平片 5mg，每日 1 次"控制血压，未系统监测血压，症状反复发作。

1 周前，患者因失眠致头晕再发，感头重，头痛，伴胸闷痛，位于左

胸前区，无放射痛，心悸，活动时稍感气促，呼吸不畅，有压榨感，颈肩部僵硬，腰部及双膝关节疼痛，无恶心欲呕，无视物旋转及耳鸣，无言语不利，无饮水呛咳，无意识障碍及二便失禁，今为求进一步系统诊治，遂由家人带来我院就诊，门诊以"高血压病3级，极高危"收入我科。

刻诊：胸部闷痛不适，呈一过性游走样隐隐刺痛，感呼吸不畅，心悸，少寐表现为入睡困难（需卧床3~4小时），眠浅易醒，多梦，醒后难以入睡，严重时彻夜未眠，夜尿频，5~6次/晚，排解顺畅，每次量一般，尿液颜色多为色白，大便软、少，微干，需1日多次才足以排尽，为此心中烦闷，忐忑不安，紧张，担心害怕，伴胃纳差，食物无味，不欲饮食，时时恶寒亦恶热，后背汗出，汗后无畏寒，口干苦，喜温饮，偶腹胀，无腹痛，咽中干，偶咳白色黏痰。舌脉：舌质淡，舌边微润，苔中干、薄黄、微裂纹，右手脉寸关搏指、有力、偏数，左手寸脉较关尺脉弱。

既往史："焦虑障碍"病史2年余，近期服用"富马酸喹硫平片0.1g，每晚1次"，"米氮平片30mg，每晚1次"，"氟哌噻吨美利曲辛片，1片，每日1次"，"阿普唑仑片中午0.4mg，睡前0.8mg"及"右佐匹克隆片3mg，每日1次"控制病情，间断发作。"脑梗死"病史3年，未遗留明显后遗症。"慢性平坦糜烂性胃炎""腰椎间盘突出症""前列腺肥大"病史多年。

西医诊断：①高血压病3级，极高危。②焦虑障碍。③前列腺肥大。④脑梗死。⑤慢性平坦糜烂性胃炎。⑥腰椎间盘突出症。

西医治疗：控制血压、调节情绪、改善睡眠。

中医治疗：

一诊

患者心悸、不安，大便软，量少，难以一次排尽，口干，喜温饮，偶咳白色黏痰，舌质淡红，苔干黄微腻，双脉弦滑，六经辨证考虑太阴病夹饮，予二陈汤加减治疗，用药如下：

清半夏30g	枳壳15g	茯苓15g	陈皮20g
赤芍30g	炙甘草10g	蝉蜕20g	杏仁10g
蒲公英10g	白术30g	佩兰10g	

用法： 水煎服，日 1 剂，4 剂。

二诊

病情变化： 服用上方后，效果一般，患者诉少寐，易醒，醒后难以入睡，胸部不适，心悸、不安，口干，喜温饮，尿频，右手寸关脉搏指、有力、偏数，左手寸脉较关尺脉弱，六经辨证考虑少阴病，予六味地黄丸加味治疗，用药如下：

熟地黄 40g	山萸肉 20g	山药 20g	泽泻 15g
牡丹皮 15g	茯苓 15g	砂仁 15g	巴戟天 20g
夏枯草 30g	清半夏 30g		

用法： 水煎服，日 1 剂，4 剂。

目前存在的问题：

1. 患者经中药治疗后失眠仍反复，疗效不持续，如何提高其睡眠质量？

2. 患者情绪焦虑、精神紧张，如何用气一元论分析，以及如何定位六经？

3. 患者病症较多，病情复杂，该如何逐症分析，由博返约？

问题解答：

逐症分析，由博返约：

1. 患者反复头晕 7 年，眠差、劳累后易出现，结合高血压病史，说明三阴本气不足，厥阴风木下陷、直升，血脉郁热、瘀热。

2. 本次因失眠致头晕再发，伴胸闷痛，位于左胸前区，说明元气抟聚无力，清阳失升。

3. 心悸，活动时稍感气促，呼吸不畅，压榨感，说明元气不足，厥阴风木疏泄太过。

4. 颈肩部僵硬，腰部及双膝关节疼痛，说明肾精不足，失于濡养。

5. 入睡困难（需卧床 3~4 小时），眠浅易醒，多梦，醒后难以入睡，严重时彻夜未眠，说明阴阳俱损，阳入阴浅。

6. 夜尿频，5~6 次/晚，说明三焦膀胱气化失司。

7. 时时恶寒亦恶热属厥阴病，说明元气不足，厥阴疏泄太过。

8. 口干苦，喜温饮，说明太阴己土之气不足，甲胆不降。

9. 胃纳差，食物无味，不欲饮食，说明太阴己土之气不足。

10. 大便软、少、微干，需一日多次才足以排尽，说明太阴己土之气不足。

11. 苔中干、薄黄、微裂纹，说明存在阳明伏热，阴分不足。

综上所述，患者有反复头晕、高血压、焦虑症病史，说明元气不足，厥阴风木疏泄太过，结合怕冷、怕热症状，治疗立足东北方 1/4 圆运动，予来复汤去白芍加强元气之抟聚。患者有焦虑症、长期眠差，说明相火离位，合封髓丹加菟丝子、乌梅，益中土补肾精、敛降离位相火。患者纳差，口干口苦，喜温饮，考虑己土之气不足，故酸药减量，炙甘草加量，同时已有砂仁醒中宫助胃气恢复。

会诊处方：

山茱萸 30g	人参 30g	龙骨 30g	牡蛎 30g
炙甘草 45g	黄柏 3g	砂仁 5g	菟丝子 15g
乌梅 5g			

用法： 每日 1 剂，每剂加水 900mL，一直文火煮 1 小时以上，煮取 150mL，分 2 次服。

医案7 | 虚人火邪夹伏邪，引火汤合五虎汤为主方

——带状疱疹

会诊单位：海口市人民医院中医科。

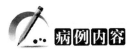 **病例内容**

姓名：陈某。**性别**：男。**年龄**：64 岁。

初诊日期：2020 年 12 月 23 日。

主诉：右侧头面部疱疹伴疼痛 5 天。

现病史：患者 5 天前受凉后开始出现右头面部沉重感，伴头痛，未治疗，渐渐出现右头面部散在疱疹，呈簇状分布，疱壁紧张发亮，疱液澄清，外周绕以红晕，各簇水疱群间皮肤正常，伴疼痛，阵发性加重，疼痛剧烈如刀割样，每次发作持续约 2 小时，无发热，无糜烂面，今为求进一步治疗来诊，门诊拟"严重带状疱疹"收入我科。

刻诊：患者右侧头顶及右眼及前额皮肤红肿，伴刀割样疼痛，夜间痛甚，右侧头皮及前额可见散在丘疱疹，患处皮肤皮温稍高，胃纳差，大便 2~3 日 1 解，成形软便，夜尿 1~2 次/晚，因疼痛影响睡眠，醒后能续眠，无畏寒，无怕热，无汗，口干不思饮，口苦，平素喜饮红茶。不易上

火及感冒。舌脉：舌淡暗，苔薄黄，中有裂纹。脉滑。

中医诊断：蛇串疮（肝胆湿热）。

西医诊断：严重带状疱疹。

中医治疗：

一诊

温湿郁火方加减治疗，用药如下：

柴胡 10g	黄芩 10g	金银花 10g	蝉蜕 15g
滑石 10g	生甘草 20g	酒大黄 5g	太子参 15g
赤芍 10g	僵蚕 5g	白芍 10g	生地黄 30g
皂角刺 10g	白鲜皮 15g	扁豆花 10g	连翘 10g
泽泻 10g	防风 10g		

用法：1000mL 水煎服，煮取 200mL，日 1 剂，共 2 剂。

目前存在的问题：

1. 患者经治疗后现已排便，大便成形，体温正常，但患者疱疹处愈合较慢，仍有疼痛，请吕英主任指导下一步治疗。

2. 患者服用温湿郁火方清热利湿解毒后，病情仍未控制，出现发热，便秘，如何用气一元论分析，是否为厥阴中化及横逆中土有关？

3. 患者病情复杂，该如何逐症分析，由博返约？

会诊治疗方案

熟地黄 60g	五味子 5g	赤芍 45g	茯苓 45g
桂枝 5g	桔梗 5g	泽泻 10g	甘草 60g
姜炭 10g	生石膏 10g	乌梅 10g	鸡蛋花 10g
生姜 15g	大枣 6 枚	核桃 3 枚（打碎）	
黑小豆 30g	葱白 1/4 根（后下 5 分钟）		

用法：每日 1 剂，每剂加水 1000mL，一直文火煮 1 小时以上，浓缩煮取 150mL，分 2 次服。

吕英主任答疑

问：这个患者的后遗神经痛，怎样用气一元论去理解？是阴虚而痛吗？

吕：后遗神经痛是三阴的问题，是三阴本气不够的问题。

问：清阳明血分伏热、郁热之后，患者的疼痛是不是也会缓解？

吕：是的，邪气出去，就不痛，正气增强，患者也不会这么痛，你们第一诊解决的是火邪的源头。

问：那为什么会用五虎汤？是因为考虑到患者本气不够才用五虎汤吗？为什么不考虑用其他的托透法？

吕：这个患者疱疹的疱液颜色是清亮的，那就是有寒。大家都是父母，小儿出水痘，疱液如果是浑浊的，就是热，清亮的，就是寒。

如果寒是从少阴来的，用麻黄附子细辛汤加 1 根葱，如果患者是虚人，就加人参，托透就好了。但如果不是寒的话，这些方暂时都不适合用。治病就是找源头，把源头找准，即太师父说的先天肾气。先天肾气是怎样来的？乾坤两卦化合。通过什么方法？火生土，土伏火。

千万不要忘记伏这个火的土，在人身上又分为太阴和阳明，临证的时候要判断患者的病机是太阴为主还是阳明为主，或者是两者都有。

这个患者太阴湿气盛，太阴虚了之后也是以湿为主，但同时有阳明的问题，"阳明之上，燥气治之"，燥也一样存在，这就是为什么他大便 2～3 天 1 解但不硬。

这就判断出患者是这样一个病机，但现在整个热都拱上了头面部，那就要先解决热的源头，我们的治疗思路就回到了太师父所说的这个根本。

第一我们要考虑热是哪里来的，这种治病方法一定是去找源头，如果只是单纯去清热祛湿解毒，那我们可以用大量的蒲公英，用到 120g，但这个患者不是这样用就可以解决的。

我们是用的麻黄附子细辛汤，原方原量，再加蒲公英 120g，频频托透，患者症状还是不缓解，那就要考虑到这不是简单的少阴本气不足、水寒龙火飞、寒邪直中而导致的带状疱疹。

既然用120g的蒲公英也清不掉这个热，就说明不是蒲公英所对应的病机，所以还是要找准病机，病机是天地规律的失常，天地规律就是如此，只不过人的病机跟天地规律失常是一致的，这就是《伤寒杂病论》398条、113方所论述的。

问：师父，我们这边没有鸡蛋花，可以用什么花替代？

吕：扁豆花、葛花、木棉花、腊梅花。

问：如果这些都没有呢？

吕：那就建议药房进一点货，海南气候这么热，扁豆花还是要进一点，没有就暂不用。这个热要散，但用药又不可以过凉，就是可以用，但前提是不可以用得太过，那就用小剂量的金银花。

问：那金银花用10g可以吗？

吕：可以。

问：三阴本气不够的内涵是什么，它与带状疱疹有什么关联？

吕：这是我们对整个中医学认识的思维问题，因为人体用脏腑来认识，五脏就是核心，出现了六腑的病，可以用通法、降法，但并不是所有的大便干硬就一定是从头到尾的阳明病，单纯去用下法就能解决。如果真是这样那就不用找医生了，患者自己服泻药就能解决。

比如常见的胆囊炎、胆结石这一类病，形成这种腑的问题是因为五脏的问题，五脏病就是指三阴病。只要是中医学校毕业的学生，脏腑辨证是一定会学的，但是我们在学校所学的伤寒体系的辨证方法，将六经只理解为十二条经脉的三阴三阳，这种理解只占了冰山一角。

比如太阳，在表的是太阳，这个我们都知道，但是四逆汤也可以治太阳病，那是因为这个太阳反映的是一年四季在于冬的闭藏，或者一日入夜之后整个天地一气的运行规律都是下降到地下水阴中，这叫作太阳寒水之气，如果降下去的太阳寒水之气出现异常，也叫太阳病，但是用的方药是四逆汤。

如果没有将人的生命规律、天地规律、地球的自转公转形成一年和一日这些基本规律去跟临床结合，这种中医思维很难建立起来。如果可以，大家就尝试一点点地把头脑里已有的知识放开，之后再走回太师父的学术思想，"一部《伤寒论》，一个河图尽之矣"，把整个中医学思维回归到河图中土。

中土对应的中气，大家都知道，偏偏彭子的中气如轴指的是元气，元气的另外一个表达是周易的乾坤两卦。对这个表达在临床上认识最深的是钦安的学术思想。在临床上这一口气（元气），可以分先后天吗？永远都不可以分。这个时候，这个混元一气就是太师父所说的先天肾气与后天胃气，立足凡病皆为本气自病，就是指这个气病了，所以我们治任何病一定是找这个源头。

如果这个患者已经是阳明腑实证，不急下的话就要亡阴，那就要急下存阴，病情比较急的话先治标。按照人这个物种的规律，我们一旦在临床看到了阳明在人体的某一个部位热极了，比如口腔溃疡，以及免疫系统紊乱的疾病，患者又不可以快速地恢复，这类疾病的共性都是反复发作。再见到热就说明有形成热的源头，特别是少阴里面的元阳不作为了。

我治病无论如何都会给患者一点点温三阴界面的药，大不了给姜炭，至少把手足太阴温一下，这个土暖一点，就可以伏一点火了，阴阳元气都增强了，厥阴风木升发，就是从水（坎卦）这里升发。

元气增强了，自然就不会有这么多风火相扇的火热燥邪，再通过反复的五十营转这个气，转到一定本钱时，就可以打一个硬仗。

这个气缓缓地运转的过程那就涉及太多方面，气一元，象万千，但是大的规律没有超出伤寒体系，包括湿温、温病、温疫，寒疫也好、热疫也好，都在这个大的学术体系里面，每个界面都有不同的象，临床用什么方法结合历代医家学术精髓就好了。

1 周后疗效反馈：患者服药后疱疹明显消退，疼痛明显减轻。

医案 8 | 中气失于斡旋其根在少阴元气

——免疫性肝病，肝硬化失代偿期

会诊单位：西安市中医医院脑病科。

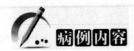 病例内容

姓名：朱某。**性别**：女。**年龄**：83 岁。

主诉：腹部膨隆、胀满，反复发热 2 周。

现病史：患者 2 周前因便秘，自服番泻叶颗粒，解稀水样便数次，后腹胀渐重，胸腹壁静脉曲张，身困乏力，头昏沉，外出受风后出现发热（体温 37.5℃~38.5℃，多于午时后渐起，次日晨起体温降至正常），咳白黏、泡沫样痰，自觉痰咸，口黏，自服"连花清瘟颗粒、柴胡合剂"后前胸、后背及腋下汗出而热退。2~3 天后复热，再服上药后热退。2 周内如此反复 5 次，腹胀加重，伴腹痛，腹水增多，神疲乏力，纳差，以"肝硬化（失代偿期）腹水腹膜炎？"收住入院。

刻诊：神志淡漠，神疲乏力，但欲寐，腹胀痛，发热，午后及夜间热盛，伴后背、腋下及前胸汗出，头晕、头昏沉，偶有视物旋转。咳白色黏泡沫样痰（无咳嗽），自觉痰咸，口黏，鼻干，便溏，小便次频，量少偏

黄，夜尿数次。畏寒怕冷，但双足心发热，平素易上火（鼻干、口干），喜饮温水，饮后不解渴，纳少不饥，勉强进食则胃胀，入睡困难，眠浅多梦，多梦到已故之人，小便色黄，时有灼热感，大便前干后软或全干，尤在进食偏温补类食材时出现，进食油腻、生冷或受凉后则大便稀溏，量少，每次小便时伴解少量稀水样大便。舌暗红，体稍胖大，少苔少津，舌中根部存在细小裂纹，舌面散在瘀点，舌下络脉紫暗迂曲。脉左寸浮细弱，关尺沉细弱，右寸浮弦重按力减，关尺沉细弱。

既往史： 免疫性肝病肝硬化病史 10 年余，因日常生活无影响未曾治疗。

中医诊断： 鼓胀（元气亏虚，水瘀阻络）。

西医诊断： ①免疫性肝病 - 肝硬化（失代偿期），腹水，脾大。②腹膜炎？③结石性胆囊炎。④右肾囊肿。⑤左肾结石。⑥慢性阑尾炎。⑦慢性胃肠炎。⑧白内障。⑨骨质疏松。⑩慢性支气管炎。

中医治疗方案：

恰逢上周三视频会诊一例"土三七导致亚急性肝衰竭"病例，考虑此患者与会诊中的患者病机存在相似之处，遂使用会诊时基地所给处方送服宣降散。

处方 1：

白术 30g	人参 30g	姜炭 15g	乌梅 5g
赤芍 30g	楮实子 60g	酒大黄 5g	生半夏 15g

处方 2：

桂枝 5g	茯苓 10g	桔梗 5g	葛花 15g
泽泻 10g	猪苓 10g（我院颗粒剂宣降散）		

病情变化： 患者服药 3 天后神清热退，双下肢水肿减轻，尿量增加，6 剂后双下肢水肿消失，腹壁静脉曲张消失，胸壁静脉仍可见少许曲张，腹水明显减少，腹痛明显减轻，腹围由 95cm 减为 85cm，大便较前稍成形，后背及双足心发热，余口干等症程度均减轻。

目前存在的问题：

1. 该患者（未使用利尿剂）目前初服药物后，症状改善明显，随后继续服用时，症状较前无明显变化，下一步该如何治疗？

2. 楮实子在该类患者使用中的理解。能否按师父说的楮实子漱口来继续抗肝硬化治疗？

3. 腹水、胸腔积液、其他浆膜腔积液这类水饮病如何用古中医思维来认识？积液部位的不同是否与局部元气不足相关？治法有何不同？

4. 脑病科中常见慢性硬膜下积液的患者，如何用古中医思维认识辨治？

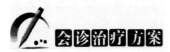 会诊治疗方案

石膏 10g	山药 60g	茯苓 60g	泽泻 30g
牛膝 30g	蒸附片 15g	炙甘草 30g	人参 30g
姜炭 15g	楮实子 90g	赤芍 60g	

用法：水煎服，汤剂送服五苓散 5g/ 次，每天 2 次（五苓散打粉使用，不能用颗粒剂）。

问题回答：

1 答：立足本气，三阴统于太阴为主，方药见上。

2 答：楮实子入肝细胞内开气结，可以尝试漱口。

3 答：水液代谢：三阴肺脾肾以及三焦。

（1）寒：太阳寒水之气是根——元阳肾为生痰之根。肾主水、主津液。

（2）湿：以太阴为主。

（3）肺胸膺膈肋阳明失降导致水热气结有阳虚的五苓散证、阴虚的猪苓汤证、局部大实证的木防己汤证、提壶揭盖法的大小青龙汤证、本为三阴寒湿局部形成阳明腑实热证的逆气方证。

吕英主任答疑

吕：你们之前提到"肝脉欲脱"，中医学没有这种说法，不要创造名词。"人之元气之脱，皆脱于肝"，不是指的肝脉，这个"肝"代表的是萌

芽元气，就是太师父书上写的内容，它体现为肝，因为它是一个萌芽，所以李可中医药学术思想七大条，专门有一条去论述萌芽。如果是你们，下一步考虑怎样治这个患者？

答：这个患者土气太弱了，按年运来看她的土气是继续弱化的过程，所以我们就从太阴脾土这里治疗，扶土气，再祛邪。这个老人家我之前接诊过，也询问过她几十年的肝硬化为什么不治。这个老太太就是热不得，凉不得，开的药凉一点就会腹泻、没有精神，热一点就会便秘、就会燥，药用对了就不会有这种情况，这几十年病情一直比较稳定。

因为疫情的原因，她就诊的次数少了，之后因为服用了保姆买的番泻叶而出现腹胀。这一类的疾病我们的治疗经验比较少，刚好看到上周三会诊的处方，给这个患者服用之后她的下肢水肿、腹水消退得很快，我们科主要收治脑病患者，肝硬化患者接触得少，所以治疗上不是很明白。

吕：现在道理明白了吗？

答：就是把她的土气扶住，之后打开通路让邪有出路，土里胶结的邪气就可以散开，这个患者本气虚弱，这样做就让她有了运化的本钱。

因为水液代谢还是不离三焦，如果土堵住，那三焦就不工作。人活着，三焦就不会停止工作，所以我的想法是以宣降散合理中汤为主，特别是宣降散，可以打开气结，土里的邪气就可以散开，所以我觉得守方，但见肾水上泛，可以加一点温补药，不可以用太多。因为才把土气扶了一部分，就不要大量使用。

吕：腹水减少了多少？

答：只用中药的情况下减少了 4000mL。

吕：背部发热是很痛苦的，你觉得是什么原因？

答：背部发热是因为三阴不足，离位的相火在太阳经上的表现，还有水寒龙火飞。

吕：那为什么相火不离位到头部呢？这个患者她面红，你再想一下，这是关键。

答：是不是因为脾这个气机枢纽出现了气结？

吕：除了这个，从三阴三阳考虑呢？界面是什么？

答：因为精气不够，她的气郁在里面，郁而化热，界面是太阳。

吕：怎样理解这个太阳？说到太阳就想到表，太阳病可以见到发热，那《伤寒论》（太阳病篇）的第178条中哪一点与这个发热比较符合？

答：水热气互结。

吕：水热气互结的发热，是太阳的什么证？

答：不知道。

吕：集体想一想，很多病都是这个道理，按照你的思路，水和热结在太阳，背部发热。界面你已经确定了是太阳，这个证是水热结成的热证，是在上的实热证。你再想一下是什么证？

答：陷胸证。

吕：这个是你后面提的问题，腹水、胸腔积液都是同一个道埋。这个患者背部发热这么多年，局部已经热化到阳明界面，这一点大家可以看《中气与临床》里面写的14个承气汤，至于这里的实热是从哪里来的，按患者的情况再来分析。那么接着思考，既然是这个地方的实热，跟哪个脏有关系？关于太阳阳明上焦实热，是哪个脏？

答：肺。

吕：肺对应什么界面？

答：太阴、阳明、太阳、少阴。

吕：少阴界面分析出来了，还有呢？正是因为涉及肺，涉及太阳、阳明、太阴这些界面的寒热，这个患者才会凉不得热不得。

还有大便的情况，老人家大便从头到尾都是干的，我们看到的是胃家实，阳明腑实证，考虑到这个老人的年龄和病情，绝对不可以用承气汤，那么就要考虑导致大便的干硬的源头是什么。

答：这个患者大便大部分时间是干硬的，如果吃一点梨、香蕉之后，就会前干后软，吃油腻或太凉的食物，或者受风寒就会便溏。

吕：这是什么道理？

答：太阴的寒湿与阳明的燥热胶结在一起。

吕：不是，那样不会出现大便从头到尾都干硬。

答：那就是津液不足。

吕：不是，用对应的界面去想。这样干硬的大便一定是有阳明界面的问题，局部是火，已经变成阳明腑实证，那么导致这样的大便的火是从哪里来的？逐症分析，由博返约，我们悟出了这一个理，就没有变过，这是一个固定的机理。那么是谁给阳明传送火？

答：厥阴。

吕：不是，治疗厥阴中化太过为火的典型方是白头翁汤。三阴里面排除两个，还剩下谁？是少阴。按太师父的话来说，是釜底火不足。釜底火不足，而你又看到局部的火，那么火是怎样来的？太师父是怎样说的？

这是这几年很常见的病机线路，就是少阴水寒龙火飞，去到阳明界面，因为太阳寒水之气是终之气，阳明燥金之气是五之气，逆上到阳明界面就形成局部的阳明经、腑实热证，只是这个患者是一个腑实热证，本来要用凉药，但因为元阳不足，一用就泻，因为元阳是中阳的根，是它的妈妈，要把这些机理弄清楚了，再去开方。如果宣降散没有花类药，直接换成五苓散，打粉就行，不要用颗粒剂，会增加患者负担，每次3g，一天2次，汤药送服。

患者病情严重的时候，我们是一次用到5g，一天3~5次。现在这个患者的症状已经缓解了，那就直接换成五苓散。大家看霍乱病篇，五苓散、理中丸的条文，就知道本气虚到哪里，为什么可以这样用。如果热化，五苓散、理中丸这两方可同时变化，基本上就是这样的机理。

答：理中汤可以照上次的量吗？

吕：需要你们自己去把握。白术最大的用量是120g，根据CT提示的腹水情况去用五苓散，汤药可以恢复五脏的功能，核心部位恢复之后，对于局部的大实证，根据我们总结出来的经验，楮实子、赤芍可以大剂量使用，前提是给足增强土气的药。

这类患者就怕阳复太过，因为肝硬化、纤维化，燥气就在这里，就不可以阳复太过。在不出现厥阴界面阳复太过的前提下，土载木是治所有肝病的首选方法，土气要恢复到一定程度才行。要恢复患者土中的阳，这些药绝不够，因此增强釜底火的药就要一点点用上。这个时候生甘草、炙甘草都可以用。

按照患者上面热的情况，比如上焦，她最不舒服的背部发热涉及肺的太阴阳明界面，我们用宣降散就开了太阳的表，这个患者恢复得快的道理是我们把她的腠理从里到外，皮、肉、筋、脉、骨，一层一层地宣透出去，腠理疏通，那就可以发挥三焦膀胱的气化功能，元气自然就增强。所以用药的前提是明白其中的机理，明白这些药是怎样一步一步通过分析得出来的，直接告诉你们是没用的。

不要忘记肺胸膺膈肋都是阳明界面，后期这个患者好得差不多了，用几剂木防己汤，她会更舒服，阳明界面热的气结打开，转化之后，就会消失。要明白这其中的道理，而不是只守一个方，三阴本气很重要。

答：那逆气方可以用吗？

吕：你们自己去把握，胸腔积液也是同一个道理，因为我们人站起来，是肺在上，如果头向下，那肺在下，任何一个点都是四季五方一元气，局部都有肺气不降。一定要不断地把中医思维建立起来，我们的五脏六腑是分不开的，人活着的那口气是会转的，就好像地球不停地转，有自转、公转，上面会转到下面，人这个物种就是这样。

1 周后疗效反馈：

会诊后沿用四君子汤加赤芍、楮实子、生石膏、五苓散后，患者体重已下降 6.5kg，基本恢复至去年体重，夜尿减至 2 次，约 750mL，腹水减少明显，纳食改善。

医案9 | 阳明燥热与太阴虚寒并存，秽毒伏邪内生

——肝性脑病Ⅲ期、隐源性肝硬化失代偿期

会诊单位：河南中医药大学第一附属医院脾胃病科。

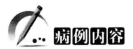 病例内容

姓名：毕某。**性别**：男。**年龄**：80岁。

主诉：间断反应迟钝7个月余，再发加重2天。

现病史：患者7个多月前无明显诱因出现反应迟钝，计算力下降，记忆力减退，按"脑梗死"为诊断治疗后，仍意识不清伴浅昏迷，肢体扑翼样震颤，血氨136μmol/L，经会诊诊断为隐源性肝硬化并肝性脑病，予以保肝降酶、降血氨等治疗好转后出院。其间患者多次因进食油腻食物后再次出现反应迟钝、健忘、不自主行为等症，给予对症治疗好转后出院。2天前患者进食肉饺子，加之外感受凉，再次出现意识不清，胡言乱语、反应迟钝等症状，再次至我院住院治疗。

刻诊：神志意识不清，胡言乱语，精神差，二便失常，嗜睡，恶寒，体温正常，纳差。平素胸胁热痛，烦闷不舒，大便偶有秘结，排便时间延长，质软，2日1行。舌苔边尖稍红，舌苔中根部黄腻微厚，干燥，有深

裂纹。脉弦滑，左寸稍浮。

既往史：高血压病史 10 余年；脑梗死病史 7 个月余，无后遗症；右侧颈内动脉眼动脉瘤病史 8 个月；痴呆病史 7 个月余；食管炎、糜烂性胃炎伴胆汁反流病史 5 个月余。

中医诊断：肝厥，痰壅神窍。

西医诊断：①肝性脑病 I 期。②隐源性肝硬化，失代偿期。③高血压病 1 级，极高危。④糜烂性胃炎伴胆汁反流。⑤脑梗死。⑥痴呆。⑦海马体硬化。

中医治疗：中医以"豁痰开窍、利水渗湿"为治则，患者神志异常难以口服中药，清醒后根据其基础病，肝积——肝胆湿热，方选大柴胡汤加减。

处方：

北柴胡 12g	黄芩 12g	清半夏 9g	茯苓 15g
姜厚朴 12g	麸炒枳实 12g	白术 20g	醋郁金 12g
白芍 15g	赤芍 15g	灯盏细辛 18g	薏苡仁 30g
芦根 12g	白及 15g	石菖蒲 15g	甘草 6g
麸炒苍术 12g	佩兰 10g		

目前存在的问题：

患者予以保肝降酶、降血氨等西药治疗后，效果显著，入院后第二天清醒，但其肝性脑病反复发作，严重影响生活质量，中药是否有更好的治疗方案？

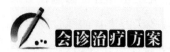
会诊治疗方案

白术 60g	白芍 30g	炙甘草 30g	楮实子 60g
赤芍 60g	姜炭 15g	人参 15g	酒大黄 5g
蝉蜕 15g	射干 5g	柴胡 10g	防风 5g
生石膏 10g	乌梅 5g		

用法：每日 1 剂，每剂加水 1000mL，一直文火煮 1 小时以上，煮取

150mL，分 2 次服。

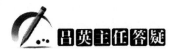 **吕英主任答疑**

问：请师父分析一下这个病例。

吕：这个患者的舌苔裂纹非常深，如果在临床上遇到这一类舌象，阳明伏热是肯定有的，而且这个患者怕冷，怕冷说明太阴虚寒。太阴如果是虚寒的，按照这个患者的年龄，阳明界面肯定有实热，中医阴阳表里寒热虚实都是相对的，这是规律如此，所以这个患者石膏是可以用的。增加肾水不是说一定要用六味地黄丸类方，把水之上源的问题解决，这个患者肾水（元气）自然而然就会增强。

另外西药那么有效，根据我们的临床经验，说明这属于实热证，实热证相对而言是在三阳界面的。

八十岁的老人家能这么快恢复，说明他的三阴本气尽管亏损，但未到严重的肝厥程度。

这个患者既有五脏的虚寒，同时也有厥阴阳复太过的热，回到厥阴病认识，阳复太过可以用小柴胡汤、小承气汤、白头翁汤，以及干姜黄连黄芩人参汤，再严重的可以用黄芩汤。

这就是厥阴病非常大的一个特点，这个患者寒热夹杂是夹杂在这里。

另外，这一类患者病情反复的原因，立足"凡病皆为本气自病"，那就考虑是本气的问题。

既然患者是这个年龄，那肯定是三阴病，我们根据这个患者的饮食、睡眠以及二便的情况，就回到了太师父李可老中医说的"三阴统于太阴，三阳统于阳明"，这个时候我们的治疗就是在土里打仗了，其他都可以不考虑，就在太阴、阳明这里打仗。

但是既然病情像这样反复，并且最后一次是因为外感引起来的，那么就可以推断他体内有伏邪，这个时候要考虑到六气都有，这其实就是张元素的观点。

我们看到患者舌苔有非常深的裂纹，那肯定有白虎汤证陷到里面的伏邪，那就可以给石膏。治疗伏邪而患者正气相对不够的话，这就要考究医生用药的药量了，因为治疗伏邪的药量相对于其他药物而言都是小剂量的，比如白术我们可以用到60g，甘草用到30g，但是治疗伏邪就不要超过10g，10g以内就会更好。

另外，部分肝性脑病患者的那种痴呆，对应西医学免疫系统的疾病，这一类疾病一定要考虑到阴阳，尤其是阴火不能速散的时候，用药很简单，就几味药。

我这次给的是相对而言比较简单的一个基础方，从六个界面都考虑到，风寒暑湿燥火都照顾到了。你们是主诊医生，详细地去问病史之后，再根据患者的情况，回归到伤寒体系这种辨证方法来治疗。

这个患者有一个非常有特点的病机。他几天一次大便，比较吃力，又不是很干，这种情况，病机就是到了典型的太阴界面，所用的药就是大剂量的白术和人参，这个是确定的，不需要辨证的，这个机制对应的药就是这两味药，至于有其他症状，再进行加减。

问：患者平素胸胁热痛，反反复复，这种情况能不能理解成也是邪热引起来的？从他的症状上来说是不是阳明经热和腑热都有，所以才用石膏和酒大黄？

吕：是的，这个症状是厥阴病阳复太过导致的，大家如果没有这种思维就不会这样考虑。

问：从您这个用药上来说，是不是有"阳明阖，坎水足"的理念在里面？

吕：是的。

问：我看您的《中气与临床》这本书上，有好多治疗肝硬化的病案，里面楮实子和枇杷叶同时用到，这两味药是一组对药，还是针对肝癌和肝硬化相应的病机才用呢？

吕：楮实子是汕头地区的一个经验用药，我们拿来用了这么多年，临床效果都很好，后面查了很多药典，包括草药的药典，这味药可以理解为它能够钻到肝细胞里面，打开里面的气结。

我们现在还把它用来治疗其他疾病，比如妇科的多囊卵巢综合征，卵泡壁太厚，破不开的，只要是同一个道理，我们也这样用。

这个患者胃镜下看到静脉曲张，但是不充血不红，颜色是正常的，所以我们就没有用枇杷叶、代赭石。使用代赭石这味药源于《伤寒论》里的旋覆代赭汤，根据中医机理——气有余便是火，枇杷叶和代赭石一定是火证才用。如果静脉曲张非常厉害，这个时候一定要提前用到。这个患者的胃底静脉充血不是非常明显，又是一个 80 多岁的老人家，他的气是"没有余"的，所以我们用了大量的姜炭和赤芍，这两味药对治血分里面的寒热，所以就没有用枇杷叶。

根据他大便的情况，我们用了开肺的药，加了射干，这样去开肝硬化局部的肺气，就是我们所说的金气、秋、水之上源。他的肺气憋得太实了，就像射干麻黄汤证的有水鸡声，这就是对应的那个气结。

1 周后疗效反馈：

患者服药 5 天后神志清楚，对答切题，计算力及定向力均正常，饮食较前好转，二便正常，整体情况恢复不错。患者目前已出院，正在随访。

医案 10 | 三阴统于太阴、凡病皆为本气自病

——多发性硬化、窦性心动过速

会诊单位：西安市中医医院脑病科。

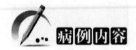

病例内容

姓名：李某。**性别**：女。**年龄**：40 岁。

入院日期：2020 年 11 月 16 日。

主诉：右眼视力下降 5 年，渐进性双下肢麻木无力 3 天。

现病史：患者于 5 年前（2015 年）无明显诱因突然出现右眼视力下降，右眼视物模糊不清，在当地医院诊断为"双眼视神经炎"，给予激素、营养神经、改善微循环等对症治疗，视力恢复不理想。1 年前（2019 年 11 月）右下肢麻木、无力，走路稍拖拽，经我科住院治疗好转。于 2020 年 3 月再次出现右下肢麻木无力，行走困难，经我科治疗未遗留后遗症。3 天前出现双下肢麻木、沉困无力，以左下肢为主，走路拖拽，行走困难，遂收住入院。

刻诊：精神欠佳，面色萎黄，形体偏胖，毛发稀疏，少许白发。双下肢麻木、无力，以左下肢为主，走路拖拽，口干，怕热，颈后、胸前区出

汗，情绪急躁，心烦、易怒，食纳可，眠可，大便干结，2～4 日 1 解，量少，小便正常。舌象：舌质暗红、体胖，稍紫，苔薄白，舌底脉络稍瘀紫。脉象：左寸脉沉细，关脉弦细，重按沉实，尺沉实。右寸脉沉细，关脉沉细，尺脉沉实稍紧。

既往史："甲状腺功能减退" 5 年，口服 "左甲状腺素片 1/4 片，每日 1 次"，经治疗甲功 5 项指标基本达标。

专科查体：右眼视力下降，余颅神经检查未见明显异常。左侧下肢近端肌力 Ⅲ + 级，远端肌力 Ⅳ 级，右下肢肌力 Ⅴ 级，四肢肌张力正常。第 6 胸椎以下针刺觉、振动觉减退，共济运动较稳准。生理反射存在，病理反射未引出。脑膜刺激征（－）。

辅助检查：入院后查血常规示：血红蛋白：105g/L，红细胞比积：32.7%；甲功五项：血清促甲状腺素（TSH）5.13uIU/mL，抗甲状腺素过氧化物酶抗体检测：23.49ng/dL。颈髓 + 胸髓 MRI（2020 年 3 月 14 日本院）示：$T_{2\sim4}$、$T_{5\sim7}$、$T_{10\sim11}$ 椎体水平胸髓内多发异常信号影，$C_{5\sim6}$ 节段颈髓内信号改变，考虑炎性病变，不除外 $C_{5\sim6}$ 节段颈髓伪影可能，请结合临床其他检查。颈椎退行性病变；$C_{3\sim4}$、$C_{4\sim5}$、$C_{5\sim6}$ 椎间盘突出（中央型）。

中医诊断：痿病，脾胃虚寒，气虚气陷（水寒、土湿、木郁、气虚、气陷）。

西医诊断：①多发性硬化。②窦性心动过速。③贫血（轻度）。④颈椎病。⑤腰椎间盘突出症。

西医治疗：激素冲击治疗；改善循环、营养神经等对症治疗。

中医治疗：扶益元阳，敛降相火。

方选"先天定坤汤合破格救心汤"加减化裁。

处方：

黄芪 500g	酒萸肉 120g	当归 30g	吴茱萸 20g
桂枝 20g	赤芍 40g	白芍 60g	乌梅 15g
细辛 15g	酒大黄 15g（后下）		生地黄 60g
生半夏 30g	人参片 30g	茯苓 60g	炒白术 120g
炙甘草 60g	生龙骨 30g（先煎）		生牡蛎 30g(先煎)

麻黄 10g　　　黑附片 30g

用法： 1 剂药煎 4 袋，水煎服，日 1 剂，取汁 400mL，早晚分服。

11 月 19 日来诊。

病情变化： 患者诉上方连服 2 剂，双下肢无力好转，余症同前。

11 月 20 日来诊。

病情变化： 患者诉左下肢无力较前加重，左下肢上抬困难，走路拖拽，余症状同前。给予甲泼尼龙注射液冲击治疗，经治疗症状未见加重。汤药中白芍减少至 30g，余药量未变。

会诊治疗方案

赤芍 30g　　　茯苓 30g　　　泽泻 30g　　　怀牛膝 30g

蒸附片 10g　　　炙甘草 30g　　　生晒参 30g　　　山药 60g

生山茱萸 15g

用法： 每日 1 剂，每剂加水 1300mL，一直文火煮 1.5 小时以上，浓缩煮取 150mL，分 2 次，每次送服宣降散 1.5g。

问题回答：

1. 经中西医结合治疗后，患者症状仍反复发作，从哪个层面考虑截断病势？

答：患者症状反复发作，根源在于三阴本气不足，治疗上充实三阴本气，如上方。

2. 此类疾病治疗顺序？先托透伏邪还是先定中轴运大气？

答：需要具体情况具体分析，没有绝对的先后顺序，也可以在定中轴的同时托透伏邪。

3. 多发性硬化这类痿病如何运用古中医思维认识，临床表现不同是否与本气不足有关？治法有何不同？

答：并不单纯是多发性硬化或者痿病，凡病皆为本气自病，治疗上根据患者的本气情况用药。

4. 运动神经元病、吉兰 - 巴雷综合征这类痿病如何截断病势，主要干预哪个界面，如何进行辨证？

答：此类疾病属于疑难病，没有固定界面，需要辨证论治。

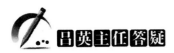 吕英主任答疑

吕：你们逐症分析的每个点都对，但是到由博返约这里就不对了，不可以这样学中医，否则开药的时候就会堆很多药。

人只有那一口气，你们判断这个患者的证是水寒土湿，但是看患者的舌苔，并不是这样。证候为寒湿重，患者大便却是干硬的，患者又口干，证候和症状都是相反的。

所以大家一定要由博返约。西医好学，是因为是有统一的金标准，不用人看，机器看，有标准套进去就可以。中医不是，每个患者病机都不一样。

你们再判断一下这个患者总的病机是什么，不可以从头到尾都这样分析，不然每个患者都可以像这样说，东边不升，厥阴不升，阳明不降。

答：这是个老患者，长期看门诊，30 多岁确诊为多发性硬化，平时这个患者的病情是平稳的。一旦感冒或快感冒时，就会出现多发性硬化加重。这个患者只要觉得要感冒了，就会很紧张，就会立马吃泼尼松。我的想法是，她是属于太阴脾土的问题，土气不足甚至三阴不足是存在的，在中焦太阴这个地方，太阴土不升清，导致阳明不降，故阳明里面有伏热、伏火，加上液津血不足，在这过程不断被消耗。

吕：既然元气包括元阳、元阴、元精，那如何解释这个患者会出汗？

答：土不伏火，故这个阳飘出来，会化热。

吕：那么怎样把这个阳转回去？抱回家？用什么药？是熟地黄。

首先一点点风吹草动就感冒，这是卫气不用，用什么药？要充实皮毛，不可用附子，会抽空腠理。大便干，上面又有热，太阴又有虚寒，阳明又有燥热，从少阴启动又可以到达太阳的表，白术不能到达少阴，菟丝子的力量不够，现在是要充实卫气，那用什么药？

是黄芪。只用熟地黄、黄芪这两味药恢复元气。同样的症状，口干，

怕热，颈后、胸前区出汗，加一味药就可以化合成二阴抱一阳的元气。

如果是引火汤证的症状，要根据什么症状来决定用五味子？是上面有上焦的热，常见症状是睡眠有问题，但这个患者睡眠是相对正常的，故排除。大便干硬是土不载木、土不伏火，所以用乌梅。

另外一个问题是，患者一出汗就怕风，那就是桂枝汤证，这个患者里有形成桂枝汤证的伏邪，故可以用桂枝汤原方。考虑到有热、有寒，那芍药肯定是要用的。

熟地黄、黄芪、乌梅这三味药完全可以通过恢复元气把阳明的燥热解决，之后就是用桂枝汤原方原量。

现在这个患者不是《伤寒论》第279条的桂枝加芍药汤证、桂枝加大黄汤证，那么我们就靠前面三味药的把握，就好像一个乾坤出来，人就有了本气。患者体质很弱，那首先用的是桂枝汤，利用这个患者胃口是没问题的，记住只有一气，逐症分析，由博返约，只有一个病机，等到患者好一点，再托透。

医案 11 | 益土载木、降甲胆、升降散

——功能性胃肠病

会诊单位：河南中医药大学第一附属医院脾胃病科。

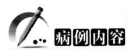病例内容

姓名：马某。**性别**：女。**年龄**：93 岁。

初诊日期：2021 年 1 月 29 日。

主诉：下腹痛 10 年余，加重半个月。

现病史：患者 10 年前进食辛辣油腻食物后出现腹部绞痛，以中下腹为主，呈间断性发作，多于进餐后加重，无发热、呕吐、恶心等症状，先后于多家医院门诊口服中药等药物治疗，症状反复出现。半月前患者进食油腻食物后腹痛再发，痛感较前加重，每次疼痛持续约半小时，呈刺痛，夜间及进餐后多发，排便后可缓解。患者自服枫蓼肠胃康片、阿奇霉素片、乳酸菌素片等治疗 10 天，效不佳。

刻诊：神志清，精神欠佳，中下腹压痛阳性，时有咳嗽、气喘、咳黄痰，纳食可，夜眠一般，大便 3~4 天 1 次，质干，小便正常。舌暗淡，苔薄黄腻，脉沉细。

既往史：高血压病史 40 余年，入院测血压 170/73mmHg，平素口服硝苯地平缓释片（10mg，每日 1 次），血压控制不理想；2014 年上消化道钡餐提示胃溃疡。2017 年因慢性支气管炎住院治疗。

中医诊断：腹痛，瘀血阻滞。

西医诊断：①腹痛原因待查。功能性胃肠病。②高血压病。③慢性支气管炎。

中医治疗：四诊合参，属腹痛之瘀血阻滞证，以"活血化瘀兼以清热通腑"为治则，应用少腹逐瘀汤加减。

处方：

当归 10g	川芎 6g	醋乳香 10g	醋没药 6g
延胡索 10g	赤芍 10g	炒蒲黄 10g	醋北柴胡 9g
枳实 10g	白术 15g	大黄 5g	厚朴 12g

给予电针治疗于中脘、大横、阴陵泉、足三里、气海、下脘、天枢以平补平泻，通络止痛

目前存在的问题：

患者以长期腹痛为主症，经相关检查目前排除器质性腹痛，考虑功能性胃肠病所致腹痛，西医无有效治疗方案，请吕老师指导下一步治疗。

会诊治疗方案

白术 60g	白芍 30g	甘草 30g	桂枝 5g
赤芍 30g	乌梅 6g	菟丝子 30g	酒大黄 5g
僵蚕 5g	桑白皮 5g		

用法：每日 1 剂，每剂加水 900mL，文火煮 1 小时以上，煮取 150mL，分 2 次服。

吕英主任答疑

问：这个患者年龄比较大，我们考虑到"久病必瘀"，所以当时认为

病机主要还是血瘀，但是用了药后效果不是太好，听了吕英老师团队的方案，考虑还是太阴的问题，方案里用到了升降散里面的酒大黄、僵蚕，没有用姜黄、蝉蜕，这两味药有没有必要加进去？还有用桑白皮是什么用意？

吕：我们学习李可老中医的学术思想，在辨证时要回到伤寒体系的辨证思维。关于病理产物，我们总结出痰、饮、水、湿、瘀、积、滞这七个字把从古至今的中医的病理产物都概括进去了。

判断出患者体内有这些病理产物后，我们一般是要找源头的，并不只是治疗这些病理产物。

另外，这么大年龄的患者，如果不是急危重症，我们在治疗时一般不考虑先天之本，都是从后天之本入手，这也是我们治疗的一个原则。

这个老人虽然进食比较少，但只要能吃，吃完能够利用，那么她的身体就能恢复，这就是太师父说的后天胃气。

我们在临床上并不是看到瘀就用王清任的几个逐瘀汤来治疗，按照"凡病皆为本气自病"，我们看到的这些瘀已经是现象上的现象了，因为气是无形的，气聚才是有形的。我们使用升降散是源于这个患者的舌苔，她的舌苔是黄浊腻燥的，苔上有裂纹。3~4天解1次大便，大便干硬，如果大黄、番泻叶能有效，患者自己就解决了，不会来看医生。

这个患者有阳明的问题，但我们没有考虑先用酒大黄，就是因为阳明腑实热在这个患者身上是伏邪，并不是导致她生病的真正原因。所以会诊处方中，我们把酒大黄放在了最后，前面几味药针对的是酒大黄、僵蚕这些药所对治的源头，最终的源头我们依据"三阴统于太阴"，回归到太阴界面去治。考虑到患者的年龄，白术的用量是60g，并没有用到120g，用大剂量的白术通过太阴对治阳明。还有一个源头就是王松如的肝胆为发温之源，对应的方就是芍药甘草汤。

看到患者这样的舌苔，再结合她有呼吸道的问题，我们配了升降散，希望能把咳嗽、咳痰解决掉。这个患者有慢性支气管炎，咳嗽，有黄痰，有热，所以选用升降散里升清阳力最强的僵蚕，而不是蝉蜕。蝉蜕是能够升到清虚之地的一味药，我们在看到肿瘤脑转移、肺转移或者高血压等疾病才会考虑用。

姜黄这味药我们使用得比较少，它的外形像生姜，很硬，掰开后里面非常黄，主要功效是去浊，它的药效是到达四肢的，通四肢经脉才会用。而且，这味药味道不好，对于这个患者，就不用姜黄，防止伤害她的胃气。

升降散这个方涉及很多病机线路，任何一个医家的方都不是只有一条线路，一定是契合了天地的规律，这个规律就像是地球自转和公转的规律，是人的力量不可逆转的。

关键在于要知道这个规律在人的生命现象上是怎样体现的，伤寒体系利用了日的规律，同时也利用了年的规律，是这两个规律糅合在一起形成了398条，113方，只有了解这些你才能明白《伤寒论》的条文为什么要那么讲。

桑白皮的使用是根据这个患者心脏的情况。我们临床总结出肺源性心脏病的患者总是咳嗽的，虫类药能息风通络止痉，可以止咳。但从西医角度来讲，凡是虫类药都是异体蛋白，异体蛋白进到人体会引起免疫反应。在中医来说，虫类药能息风通络止痉，虫类药入络就是入阴分，很多患者用了虫类药虽然不咳了，但局部的气憋住了出现胸闷，那么就需要一味药从阴分再把这个气托出来，我们这里用的就是桑白皮。桑白皮这味药在泻白散里有使用，说明它可以泻肺，又是植物的根皮，能到达体表，开降肺气，能从阴分里把气托出来，再结合历代的中药著作，桑白皮有减轻心脏后负荷的功效。

问：会诊方案里用了生甘草，对于三阴虚寒的患者，《伤寒论》一般用的都是炙甘草，这个患者为什么用生甘草呢？可以加炙甘草同用吗？

吕：土在人身上分太阴阳明，太阴之上，湿气治之，阳明之上，燥气治之。土气不够了之后，湿气偏盛的同时，燥气也是偏盛的。我们治疗这个患者的土，首先要做到的就是看她的气能不能降，就是太师父说的"阳明之降乃人身最大降机"，如果主要矛盾在这一块，就只能立足阳明治，比如用竹叶石膏汤，就不考虑太阴了。

但是对于这个患者，我们还要考虑太师父的另一句话"阳明之燥热永不敌太阴之寒湿"。阳明不降的另一个源头，是太阴。

太阴界面变成了治疗阳明燥热火的根本，那我们的治疗就回到了治太阴为主，这是治这个患者的病机线路之一"太阴之上，湿气治之"，我们得解决太阴土的不够，但她也有多的湿，这个湿表现在哪里？比如说，她咳痰，咳黄痰，说明是有热的，热的源头是阳明，而痰的源头还是在太阴。此时，有一味药可以既治疗太阴的湿，又可以治疗阳明的热，就是用重剂白术。

阳明的热能用凉药吗？对于 80 岁以上的患者，如果不是特别典型的热，我们一般不主张这么用。她的舌苔是燥腻的，有裂纹的，这种情况下我们还是要找源头。这个患者口干、口渴，一定要喝冷饮才舒服，而且少量或者适量地喝，没有任何不适，那这种情况下，不管是阳明的任何症状，都是用石膏的指征。石膏治疗的热是阳明经的邪热火，那为什么这个患者会形成这个热呢？我们判断出这个人的土气是不够的，这个土在伤寒体系包括太阴和阳明，阳明是阳土，这个土有石膏的热了。假如这个土是干涸的、开裂的，这个时候我们虽然用石膏解决了阳明经热，但开裂的土会源源不断地输送石膏所解决的那个热，这种情况下我们就要让这个土地不那么干裂，对应的药就是生地黄。

生地黄能够解决阳明本体液津血的不足，它对治的是形成石膏所解决邪热的源头。那么形成生地黄所解决邪热的源头，就是河图运行以土为中心论的土，这个土虚之后，生热甚至化火成毒了，解决的药就是生甘草。那么生甘草就是生地黄的源头，生地黄又是石膏的源头，生甘草、炙甘草的用法并不是只有调和诸药这么简单。

医案 12 | 年之所加，生熟地黄赤白二芍同时使用

——运动神经元病——进行性延髓麻痹

会诊单位：西安市中医医院脑病科。

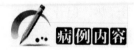 病例内容

姓名：龚某。**性别**：女。**年龄**：72 岁。

就诊日期：2021 年 2 月 2 日。

主诉：言语含混伴饮水呛咳进行性加重 2 年余。

现病史：患者 2018 年 4 月无明显诱因出现言语含混，表现为舌头活动欠灵活，伴伸舌左偏，"西安市第九医院神经内科"行头颅 MRI 示腔隙性脑梗死，予抗血小板聚集、调血脂稳定斑块等药物治疗，症状未见明显好转。后患者辗转多家医院诊治，多考虑为脑梗死，予抗血小板聚集、调血脂稳定斑块、营养神经、针灸等治疗，症状呈进行性加重。可见饮水呛咳、咀嚼无力、言语含混不清、舌头疼痛夜间为著、强哭强笑、流涎等症。

刻诊：神清，言语不能，双唇无力、闭合不严，伴唇周及面部肌肉跳动感，因口唇无力出现漏饭漏水，流涎。饮水呛咳，甚至饮水后立即从鼻

呛出，需用奶瓶缓慢饮水方可少量饮入。全舌疼痛，夜间尤甚，舌体僵硬，不能伸出，咽干咽痒，咳痰无力，不能完成咳嗽动作。双目畏光，全身乏力，易疲劳，行走时颈后仰，坐、立位时头颈部前倾，需用手支撑头部。夜入睡困难，大便 2～3 日 1 行，头干后成条，小便正常。口唇色红，舌不能伸出，舌体色光红，舌中塌陷，至舌根有纵行深裂纹，舌前中无苔，根部白腻。左脉：寸浮大，重按无力，关稍顶，尺沉弱。右脉：寸弱，关大弱无力，尺沉弱。

既往史：2 型糖尿病病史 15 年，血糖控制尚可，1994 年行双眼青光眼手术；2000 年因胆囊结石行胆囊切除术；2001 年因直肠癌行直肠部分切除并吻合术，术中有输血；阿司匹林过敏，过敏症状为全身红疹。

专科检查：构音障碍，口唇闭合不严，口轮匝肌跳动，流涎，示齿、伸舌不能完成，饮水呛咳，咀嚼无力，双侧软腭上提动度差。双侧大鱼际、指间肌、三角肌、冈上肌、舌肌肌肉萎缩。四肢肌力Ⅳ级，肌张力增高，双侧腱反射（＋＋＋），左侧霍夫曼征（＋），左侧掌颏反射（＋），双下肢可引出踝阵挛。左侧颜面部浅感觉减退，余四肢深浅感觉无异常。脑膜刺激征（－）。2018 年 4 月 18 日西安市第九医院，头 MRI＋MRA：①脑内数个小缺血灶。②椎基底动脉变窄变细，左侧大脑后动脉供血来自左侧椎基底动脉及左侧颈内动脉，考虑先天变异，余未见异常。

中医诊断：痿病，气虚下陷。

西医诊断：①运动神经元病——进行性延髓麻痹。②腔隙性脑梗死。③2 型糖尿病。④直肠癌术后。

中药处方：破格救心汤、引火汤、封髓丹。

山萸肉 60g	人参 30g	生半夏 30g	赤芍 30g
乌梅 15g	生石膏 15g	射干 5g	熟地黄 90g
巴戟天 15g	五味子 15g	麦冬 30g	天冬 10g
茯苓 30g	泽泻 30g	牛膝 30g	白术 60g
炙甘草 60g	黑附片 30g	姜炭 20g	黄柏 5g
砂仁 15g			

用法：3 剂，水煎服。

会诊治疗方案

酒大黄 10g	茯苓 30g	泽泻 30g	怀牛膝 30g
蒸附片 10g	生地黄 45g	熟地黄 45g	人参 30g
五味子 5g	乌梅 5g	升麻 5g	白芍 30g
赤芍 30g			

用法： 每日 1 剂，每剂加水 1300mL，一直文火煮 1.5 小时以上，煮取 150mL，分 2 次服。

问题回答：

1. 神经内科疾病中常见口不能闭，流涎，饮水呛咳患者，考虑阳明失阖，以阖右路降机为主要治法是否准确？

答：需要根据患者情况分析，也可能是大气、阳气的问题。

2. 可从何种途径逆转病势？如何开展后续治疗？

答：此种疾病很难逆转，下一步治疗方案见上。

3. 患者颈部力弱，不能支撑头部，如何定中轴？

答：元气逐步增强后可逐渐恢复。

吕英主任答疑

问：这个患者出现舌痛，我们考虑是有伏火、有瘀热。循行到舌的经脉有很多，像这种舌痛是和某一个经、某一个络的关系更大，还是和上行的经络都有关系？患者出现舌痛的时候我们怎么能在经脉里选择出一条主线来？

吕：不是这样去考虑的，经脉就像我们国家的高速，八横八纵，这是大的经脉，是主干道。这个患者是西医所说的中枢神经的问题，不应该从经脉这里考虑。

这个地方（中枢神经）的火，我们根据诊断，第一个考虑的病机是水浅，而不是水寒。对治水寒的药只能在最后慢慢地加上，看着舌上裂纹慢慢变浅的情况下可以加，如果加也只能小剂量加。我们治疗这类患者在上焦的火，思路和治疗放化疗之后的患者出现口腔、咽喉的糜烂是一样的。这个时候不需要用清热解毒，解决方法就是引火汤，也不需要大剂量，道理就是水浅不养龙。

患者体虚，我们用引火汤为主。像现在这种年运，我们看到患者舌苔有很深的裂纹，第一个就要考虑阳明的问题。因为阳明就是"土伏火"其中的一个土，"土伏火"的土对应到人身上有太阴、有阳明，对应到六气是一个是湿气，一个是燥气，这个患者舌苔有裂纹就是燥了，说明对应的阳明土本体不够，伏不住火，这个土本身是燥，在开阖枢理论里又主阖，对应到人身上就会上逆。

解决这个患者后续治疗的根本问题就是用重剂生地黄。并不是一定要用黄芪，如果立足《黄帝内经》的营卫学说，这个患者的营和卫都是虚塌塌的，都是虚寒的，营气也不够，用黄芪能够建中。单纯的寒凝经脉，阳气不通，阳虚寒，阴寒而伤阳，才会用到附子。要把黄芪、附子这两味药的作用搞清楚，它们温阳的作用是不一样的。

我们治疗新型冠状病毒感染的一部分重症患者，这些患者很多情况下呼吸和心脏这一块确实有阳虚。但是别忘了，宗气"贯心脉，以行呼吸"，这种情况下我们不用附子，而是把黄芪加上去，患者呼吸功能很快就改善了，心功能也改善了。

所以我们一定要掌握每味药相应的机理，并不是温阳就一定要用这些药，而是根据适合的病机来选用对应的药，比如说患者的先天动力不够了，生寒或者不能化阴，出现阴虚，阴虚又生热变成主要矛盾了，那就解决这个问题。

如果是患者的先天动力不够，整个下焦阴阳都不够，阴阳俱损的情况下，厥阴风木表现出寒象，之后又下陷、又直升又横逆，再直升再横逆。那么我们在解决厥阴的时候，如果患者阴阳俱损，要想到起步的厥阴能够温化整个人身之气的寒，此时温厥阴的药就是桂枝和吴茱萸，把这个大的疾病规律搞清楚就好办了。

目前我们在临床体会，辛丑年这种少阳相火和阳明燥金胶结在一起的热有很多例，按道理全球是一样的，因为是天地之气，地球是受太阳和月亮及金木水火土星的影响，导致地球的整个的小的村落里面的变化，我们人只不过是地球村里面的物种之一，如果这样，全世界疾病的表现是一样的，不管生活在哪里，因为天只有一个。

这样的话，我们会感觉到，不管是气温高也好，低也好，下雨也好，刮风也好，这个天地之气，有过多的少阳相火和阳明燥金胶结在一起。这个气不是单纯的表现在白虎汤证、承气汤证、柴胡汤证，甚至柴胡的类方6个汤证，而是这个气，第一个陷到了血分，第二个陷到了土里，导致了这种瘀热火毒，这种瘀热火毒都是深陷在里的，那么患者脉外的卫气并不是说完全的虚寒，有部分患者是虚寒的，但是有一部分患者按照叶天士的卫气营血辨证来分析，可能是血分有热，到了营分、气分，有的患者是寒有的是热，到了最表的卫分，很多患者都是虚寒的。

把《黄帝内经》的营卫体系和叶天士的卫气营血辨证体系糅合起来，再回到太师父的辨证体系里面，在临床上运用起来可能会更好一些。像《伤寒论》的炙甘草汤、黄土汤，这一类方可能要重点考虑了，包括肺痿、肺痈。

我们最近治的一些咳嗽患者，白天晚上都咳嗽，咳的是黄白稀黏痰，也有泡沫，咳声响亮。这些患者怕冷怕风，也出汗，听咳嗽的声音也不是虚寒，但咳嗽的时间久了就像老年性慢性支气管炎那一类疾病，如果是虚证，从痰的性质来判断也不是单纯的虚寒，因为是黏痰，一定有燥。这种患者白天晚上都咳嗽，按照日夜分阴阳是分不出来的，所以这种情况下我们给了今年的雨水方，大家可以去了解一下。

像这一类的患者，下焦元阳不够，是虚寒的，但因为元阳不够无法启动，就导致了同一个地方阳气郁而不达，寒和热同时出现。这种情况下我们需要启动这个原动力，但郁而不达又是一个实热证，也要开这个气郁，这就考量医生对药量的拿捏。

我们用来启动的力量非常小，就用到一两片（附子），开气郁的力量稍微加大，再往上到达上部影响到肺的功能，用量反而是较大的。所以我们需要理解"一气"这种概念，大到一年的规律，小到一日的规律，在人的身上是同时体现的，十二经脉的循行，一定要知道营气在哪里，一日一夜五十营，它是有固定线路的。

而卫气"阴阳相随，内外相贯"，它是有出有入的，所以循行线路不是固定的。再加上同一天同一个时辰我们的阴阳不完全一致，所以不能只从经脉考虑。但是我们学中医必须要懂十二经脉，一定要牢记。我们治疗这种患者没有一个固定的方法，要结合年运，我们现在越来越感觉到年运的影响，这是无法避免的。

问：脑卒中后遗症的患者和运动神经元病的患者，最难以忍受的症状就是吞咽困难，就是我们说的延髓麻痹的这类症状（构音障碍，饮水呛咳，吞咽困难），过去我们还是考虑是整个大气元气不足导致的功能异常，现在就像阳明主阖的方向一样，所以我很长一段时间认为吞咽、饮水这些往下走的过程和阳明主阖的功能类似，然后会给此类患者用一些有助于阳明主阖功能的方药。结合患者舌脉，有时会用一些旋覆代赭汤，半夏汤类方，射干麻黄汤类方，患者的这些症状也多多少少都能改善。所以我想如果单纯考虑阳明主阖这个层面其实是不全面的，这类症状还是元气的功能不足导致的正常功能的异常。

吕：你已经做对了，"阳明阖，坎水足"，在现在这种年运下，阳明这条道路的拓宽，阴阳是同时增强的，这是正确的，肯定是这个道路。肺痿的患者就是这样，咳吐浊唾涎沫，只不过你的做法是直接对应了升降，可以尝试用大剂量的生地黄，看看效果会不会更好。

问：刚才提到的那种患者，我今年门诊上见到特别多，舌头有裂纹的，从去年10月、11月发病的眩晕和脑梗死的患者舌头上满布裂纹，舌苔退掉以后裂纹或深或浅，或长或短，西安地区百分之八九十来就诊的患者都有这个特质。一半以上的患者有阳明不降，有便秘的情况存在，像您说的生地黄和熟地黄，我们也能想到阳明本体的不足，也就是液津血不足。

这类患者缺乏的阳明本体用生地黄来补，同时因为土之专精也不够，熟地黄也需要用，那么这两味药是可以同时给，还是根据相应的症状有一个主次先后顺序？

吕：生地黄到不了生生之源。阳明之上，燥气治之，燥就会伤本体液津血、伤阴分。另外阳明是主降主阖的，如果不能阖降，逆上变成火和热，就更伤了。

所以生地黄是解决这一块的问题，它能让干涸的土地得到滋润，但是它回不到生生之源。如果土已经虚到了火直接离位到天上的程度，那就用熟地黄，它能够导龙归海，引火归原，直达生生之源。这两味药作用的部位也不一样，生地黄最多能到五之气，阳明燥金。而熟地黄直接到终之气太阳寒水。所以生地黄熟地黄还是根据病机给的。

临床上炙甘草汤，包括李东垣的清胃散、调卫汤，张元素的九味羌活汤都是这个道理。尤其是炙甘草汤，我们总认为用这个方是因为患者心脏的气血阴阳都虚衰了，尤其是心血不濡养，心阴不够。其实这个方就是因为人身这个肉"呆了、枯了"，所以你得让它先恢复弹性，恢复弹性之后，再恢复脉外的卫气，炙甘草汤只用到了桂枝，清酒。

那根据太师父的经验，一旦患者出现了阳的不够，先天起点不够，就会和阳明界面互为影响。阳明本体不足，就不能阖降，导致少阴坎卦阴阳俱损，尤其会导致元阳不够，元阳不够会出现水寒龙火飞，影响阳明界面。

这两者是互为影响，并不是谁导致谁，目前这个患者正好是这种情况，就需要同时考虑元阳和阳明界面，所以此时生地黄配附子就是非常好的搭配，不用考虑用不用桂枝，因为附子能通行十二经，不用担心患者气往下陷，也不用担心药物呆腻。

医案 13 | 年之所加，痎症分析
——发热原因待查

会诊单位：河南中医药大学第一附属医院脾胃病科。

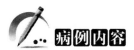病例内容

姓名：张某。**性别：**女。**年龄：**16 岁。

入院时间：2021 年 1 月 19 日。

主诉：间断发热、头痛、呕吐 2 个月。

现病史：2 个月前无明显诱因出现白天发热，伴有头痛、关节痛、怕冷、面红，汗出热退。夜间无发热，无肌肉酸痛，体温最高 38.5℃，物理降温后汗出热退，其间出现视物模糊。先后多次复查血常规及肺部 CT 均未见明显异常。发热时偶服用维 C 银翘片可退热，服用小柴胡汤腹泻，服用藿香正气水面部红疹。今为求明确发热原因及系统治疗，门诊以"发热查因"为主要诊断收入院。

刻诊：神志清，纳食可，无口干口苦，偶有咳嗽无痰，大便平素次数多，日行 4~5 次，平素脚凉腿冷、怕冷明显，手心热，头部胀。舌体胖大齿痕，舌质淡红，苔中根部白微腻，脉细。

中医诊断：发热，太阳经证。

西医诊断：①发热（泌尿道感染？）。②筛窦炎。③结肠炎。④甲状腺结节。

辅助检查：血常规：白细胞 10.1×10^9/L，中性粒细胞比例：57.4%；CRP：5.8mg/L；尿常规：白细胞（+++），白细胞计数 117.6/μL，细菌 477.5/μL（2021 年 2 月 19 日），尿培养阴性；肠镜提示：结直肠炎症？病理回示：（直肠）黏膜慢性炎伴活动性炎，局灶糜烂，固有膜内淋巴组织增生及淋巴滤泡形成；彩超提示：甲状腺右侧叶低回声结节（TI – RADS4a 类）；颅脑核磁平扫：双侧筛窦炎。

中医治疗以麻黄附子细辛汤合理中汤加减：

麻黄 5g	细辛 9g	淡附片 15g	干姜 10g
桂枝 10g	白芍 30g	人参 10g	乌梅 10g
炙甘草 30g	生姜 5 片	大枣 5 枚	羌活 10g
独活 10g	白芷 10g	醋延胡索 20g	

水煎服，共 3 剂，每日 1 剂，分 2 次服。

2 月 20 至 24 日服用上方，24 日于上方加柴胡 15g。

患者体温情况：自 20 日至 24 日晨，有发热感觉，但体温不超过 37℃，无明显头痛、关节痛，大便 1 日 3 ~ 4 次，大便成形。

24 日，21 时体温 37.3℃，自觉发热。

25 日，白天体温 37.3℃，持续 1 个小时，伴有头痛。

26 日，16 时和 18 时分别发热，体温最多 38℃。

27 日，下午体温 38℃，头痛，关节痛。

28 日，早上 6:30 ~ 8:00，伴有浑身发冷，脸红、脖子、胸口、后背、胳膊、眼睛发红，手脚冰凉，发热时关节疼，发热后头疼，缓解后无不适，精神状态良好，食欲正常，大便成形，日行 4 ~ 5 次。18:20 左右发热，症状同前，19:00 左右服用一片氯雷他定片，半小时后退热，晚上睡觉自觉冷。

目前存在的问题：

1. 患者在用抗生素的时候体温不高，但是抗生素用之前尿常规、血常规基本都正常了。

2. 3月2日19点左右体温升高，但没有测量，出去散散步后体温逐渐正常，根据患者家属的描述是做完艾灸、揉腹后体温好转。

3. 患者入院之前是白天发热，夜间不发热，现在是白天夜间都会出现，这种情况怎么解释？

4. 请指导下一步治疗。

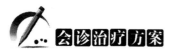 **会诊治疗方案**

病情比较复杂，有三个治疗方向供参考：

1. 升降散合四妙散化裁

炙甘草15g	生石膏10g	红参15g	乌梅5g
酒大黄5g	蝉蜕15g	防风10g	苍术10g
黄柏10g			

2. 阳郁不达

柴胡10g	赤芍30g	枳壳5g	炙甘草15g
桔梗5g			

3. 九味羌活汤：生地黄、猪苓、五味子。

吕英主任答疑

吕：我昨天拿到这个病历看了一下，这个患者非常复杂，你们这样分析都是对的，但如果临床没有效就得反过来治，就要想到另外的东西。最近我们在学《痧胀玉衡》这本书，拿到这个患者的病历之后，我看到她的一些表现有点像郭志邃写的这本书里面的内容：天地之间的时邪，这个时邪带点疫疠的味道，这种痧，这个气进到了这个患者的身体里面发生了同气相求。大家有空回去看看《痧胀玉衡》这本书。

那么现在的情况，我们是结合郭志邃这本书里面的观点。他的观点我是在2015年、2016年学习过，2015年、2016年的温病和时疫在临床非常明显，因为我们只有中医这一条路，一旦用已有的这种方法解决不了问题，我们不会去想西医的方法，只能想中医在哪一块没突破、没有认识到，所以当时我们就反复思考温病四大家的观点，《温热论》《湿热病篇》《温病条辨》，还有王孟英的《温热经纬》，但是光靠这四大医家的观点，我记得当时还有一些问题解决不了，于是就看到了周仲瑛老师编的一本书，这里面就包括了郭志邃的"痧胀"这个观点，还有《鸡峰普济方》这本书里面的观点。我将这几本书都放在一起学习，大概是这样学了之后，再结合其他温病四大家的观点，就走出基地的这种认识。

郭志邃的《痧胀玉衡》这本书讲述的就是时行的疫疠之气。《痧胀玉衡》最直接的一个治疗方法是刮痧，"胀"是指患者的临床表现，不一定是单纯的腹胀，它是指这个气机如此。这本书用"痧胀"来命名，是源于这部分患者得了这个病之后，治疗的方法类似刮痧这样的，一定要祛邪出表。但是出表，不是单纯的每个患者都能这样，尤其是这个患者，她已经发热这么长时间，就不是用一种快速方法能解决的，需要结合太师父"凡病皆为本气自病"的观点，这个本气就是彭子益跟郑钦安这两位医家学术思想糅合在一起的这个本气，包括先天肾气和后天胃气，也就是阳根和中气这一块。这个患者服用小柴胡汤大便的次数会增加，吃了藿香正气水会出现过敏，这种情况我们在临床上遇到的极少。因为即便是三阴完全虚寒，我们最多是治不对，加重患者的虚寒，或者是温热类的最多也是治不对。

那么患者出现这样的现象，我们回到中医的理论去分析指导。首先服用小柴胡汤之后会腹泻，病机就不是一个单纯的太阴的虚，如果患者有阳明伏热，吃这些药也会腹泻。柴胡去枢转里面的这个寒热气结，根本就转不动，转不动就伤了阳气，因为柴胡所枢转的这个枢是阴阳的枢，它枢转的是阴阳这个元气，所以这种情况下元气的虚在这个患者的身上就体现了。

我相信你们在临床上会遇到更多这种患者，虽然是元气虚，是三阴的虚寒，但是你给不进去药。那么这就涉及一个人身的生命的规律，阳明挡道。阳明被挡住之后，我们看她前面的病史，比如说脸红，但是到了28日，患者出现了一早一晚发热，这就出现了中医学说的厥证，但是她是微厥，微微的厥寒，没到厥冷的程度，这些也是我们在这个患者身上需要突破的病机。出现厥证就说明已经有阴阳气不相顺接了，如果是单纯的三阴界面再加上大家分析的，那么用麻黄附子细辛汤再加上理中汤，合人参败毒散部分药，道理是对的，但是却没有达到效果。患者又反复出现这种厥，那么病机还是阴阳气不相顺接，肯定是阳明的问题。

这个患者恶寒，发热，头痛，关节痛，汗出热退，你们认为是一个太阳表证，但这不仅仅是伤寒体系里我们认为的只主表的太阳，我个人认为是整个太阳、阳明、少阳全部陷到了土里面，回到太师父的这个思想，河图运行以土为中心论，这个土反映的就是先后天两本。那么这个患者在表有风、有寒、有湿，一旦这三个气陷进去，陷进去之后又发生了气有余便是火的热化。那么你怎么治，才能不出现腹泻？

为什么这个患者身上会出现这样的一个病机，并且想了这么多方法没解决？原因是忽略了今年的年运问题。今年年运的特点，借用运气学说，比如三年化疠或三年化疫，不是指的单纯的这一年辛丑年，而是要至少倒推三年，三年的这个气总的来说到了辛丑年，最典型的已经是在立春前就出现了，就是春节前的一两个节气，已经有这种现象出现，但是到现在会更加明显。共同的特点就是少阳相火和阳明燥金，这两个气胶结在一起，陷到土里面成为湿热火疠毒，所以不解决这个问题，这个患者的症状是解决不了的。

因此这个患者的腹泻包括过敏需要用到大黄。我们第一个要给她的方是杨栗山先生的升降散。如果像这样分析，艾灸的治疗是不对的，"火力虽微，内攻有力，焦骨伤筋，血难复也"。火直接进去，血难复也，焦骨伤筋，她血脉里面的、营分里面的，就是叶天士的卫气营血的营血两个大的范畴的邪火更加厉害，那么这样会导致患者出现什么？会表现为发热，但其实她虚寒的症状更加严重，这也就是用了四逆汤，用了麻黄附子细辛汤，用了人参和往外出的独活、羌活这种药，患者的大便不改变的道理。

此时难理解的是阳明腑实热病机和临床症状不相符，所以又研究了这个患者的舌苔，对于她的厚腻苔，我们用什么方法都没有解决，说明没有撬动根本的病机，那么只有把阳明的这个气血分的热同时打开、给出路，这个舌苔才有可能变化，包括她的过敏，所以升降散是必用之药。

并不是说用了大黄她就会腹泻，阳明伏热就在那里，不解决这个伏热，阳明阖不回来，少阴阴阳俱损。既然阳明病是实热证，那太阴病一定是虚寒证。既然阳明病是实热证，那么按照《伤寒论》排序，太阳病也是虚寒证，这就是为什么这个患者走走路出汗之后热也能退，只要把腠理疏通一下，让阴阳气稍微能够自和一下，这个最典型的症状是可以消失的，但是因为没解决根本，她就好不了。

问：这个患者在 20 日晚上艾灸后没有再发热，并且持续到了 24 日早上，那么从寒热属性来分析能不能认为这个患者体质是属于寒性的，可以对治这种热邪？因为这个小孩属于比较胖的类型，体重 80 kg，吃得少，但体重一直比较重，怕冷，做完艾灸那个晚上自觉特别冷。

还有一个问题就是患者 23 日没有做艾灸，25 日各种症状有所控制之后就回家了，后续在家艾灸，体温就开始慢慢上升，这个是不是师父所说的阳明伏热的表现？另外她不光是对藿香正气散过敏，对之前使用的头孢等抗生素也会过敏，吃抗过敏药如氯雷他定的效果不理想，那么这种情况下，她的过敏反应包括面红、耳赤、起红疹这些情况都能理解为阳明伏热吗？还是说只是在这个患者身上是这样体现？

吕：都可以，说的是对的，都能这样理解，包括对鸡肉、鸡蛋过敏也是这样。除了太阴虚，我们一定是同时考虑年运的影响。太阴虚我们很容易理解，因为动力不够，所以消化不良，比如说高蛋白高能量这些，运化不了，可以这样考虑。但是一定要考虑年运的影响。

一定要考虑对于年运在临床的指导意义，不宜直接套用《三因极一病证方论》的方。回到太师父反复交代的，在医言医，用病机统万病。

患者出现这样一个反复的症状，我们不会第一个考虑太阳，考虑到太阴是对的，但是按道理，既然出现了呕吐，那么中土清浊是不分的，那就应该是太阴阳明一起考虑，不会只考虑太阴。通过健运太阴再加上一些降肺的药，解决太阴、阳明的问题。所以通过主诉我们就确定了问题在太阴阳明界面，那么就是她身上的土出问题了。

根据后面的症状，就要思考患者为什么会出现这个病史。既然没有任何诱因，外感、内伤、情志肯定就是要考虑的了，天就是她最大的病因，是根本。要考虑这个患者，应该是天上的气和她身上的这个气相求了，那么求到了什么？如果是单纯的太阳风寒的表实证、表虚证，出现面红就要考虑一部分病机在阳明界面了。

那么对于阳明就要考虑我书上写的那几个病机线路。麻杏石甘汤对应的是太阴还是阳明界面？虽然不是《伤寒论》的原文的那些症状。这个患者脸红红的，发热，没有汗，就要考虑有一部分阳明界面的问题了。那么是阳明经热还是腑热？看大便，因为大便是稀的，第一个考虑的是阳明的经热。

如果是单纯的阳明经热，接下来就看舌苔，你们发过来的第一张图片的舌苔上有裂纹，她的裂纹是整个白苔上面的裂纹，那就不是单纯的阳明经热了。那如果是阳明的腑实热，这个患者的大便次数和服用小柴胡汤后出现大便次数增多，又不是很符合，这样我们就推断出她的体内有伏邪。所以我第一个想到的方就是人参败毒散。

然后再往下看其他症状，患者在白天或者酒精擦浴后不发热，如果是单纯的太阳表证，发热不会反复，那就说明有源源不断的让皮毛腠理不通畅的气，只要开一部分就能退热，但是其他症状其实并没有改善，只是热退。那么输送的这个气在哪里？这个是接下来要考虑的，包括视力模糊，这就是温病，温病的湿热火秒会导致这个症状。除非她有大的疾病，比如脑袋有肿瘤，肿瘤压迫导致视物模糊，但是患者也看过眼科，排除了这方面的原因。

那么我们推断出来这个患者阳明经、腑都有热，这就导致了她的舌苔并不是很黄，不是非常典型的湿热。这种火里面有一部分是寒湿，所以这个患者元阳是不足的，三阴内生的寒湿绝对是存在的，源源不断地往土里面输送这个气。这就对应反映到舌苔上面的，刚刚我们分析的阳明的经腑热形成的伏邪。如果是治伏邪，药量是不能大的，因为患者元气不够。吃银翘片可以退热，我们知道银翘片是凉的，银翘散是在《温病条辨》里面的，那么它能发陈、疏散，让气血流动得好一点，这也让我们觉得这就是一个在表的热，有点像温热。

关键的就是后面的病史，患者服用小柴胡汤会腹泻，说明有伏邪。伏邪很多情况下六气都包含，它可以让人拉肚子，也可以让人出汗。这个患者出现这些症状对发热主症没有任何帮助。进一步推断出体内有伏邪。因为藿香正气水具有打开"湿浊秽夹寒"的气结，此患者服用后过敏说明里面绝对有热。因为里面有这个气，在给患者搭配这个药方的时候就要考虑到，她有出现红疹的这个病机对应的气，我们要予以疏导。

再看她既往春秋过敏加重的症状，这就是一个升降的问题，所以治疗这个患者的立足点只能在土里面，对应三阴三阳就是太阴和阳明。如果她做了艾灸出现了日夜都发热，出现了《伤寒论》第116条描述的情况（《伤寒论》第116条：微数之脉，慎不可灸。因火为邪，则为烦逆，追虚逐实，血散脉中，火气虽微，内攻有力，焦骨伤筋，血难复也。脉浮，宜以汗解，用火灸之，邪无从出，因火而盛，病从腰以下，必重而痹，名火逆也。欲自解者，必当先烦，烦乃有汗而解。何以知之？脉浮故知汗出解），就不能这样去治。

对于阳明经、腑热，我们要考虑这么长时间的汗出热退，这个患者是个虚人，但是她的虚按照目前这个舌苔的情况，最多用的就是人参，附子和细辛都不适合。如果要用的话，一定要用到张元素的九味羌活汤，就要配黄芩，单纯用细辛是不行的。

麻黄附子细辛汤可以解决一部分，但是再吃患者不舒服。我们用附子、干姜、人参这样温，患者的大便次数反而增多，如果是寒湿的话，那应该减少才对。用了羌活、独活，风邪也祛了，但大便次数并没有减少，所以干脆从反方向思考。

从辛丑年开始这一类疾病越来越多。这个患者就是我们看到的是虚寒，但其实是火毒。所以治疗的时候要毫不犹豫，这也是太师父说的霹雳手段，不要怕凉，只要护着中土就可以了，大不了就加把米，如果不会用其他药，不知道土里面气阴阳精津液多少，最直接的办法就是增加大米的量，这样就保护住了，加大量是不影响主症的改善的，所以希望大家转换一下思维，看一下《痧胀玉衡》这本书，学书里面的思维。

如果患者还愿意尝试，用药尽量要少，不超过12味，最好是10味以内，我在年前治疗一个大量腹水的患者，用的是小剂量封髓丹，加了茯苓和赤芍各 15g，2 月 8 日复查，腹水几乎没有了。这个腹水的病因就是火邪，是气顶在那里、火憋在那里，气和水的运行就慢了，导致出现了腹水。所以解决火邪就可以了，不需要利尿，也不需要利水渗湿，但是这个患者我们选择这么治，是源于这种舌苔。

这个患者对我们临床的帮助很大。临床可以借助西医的检查，看到对我们有帮助的信息，再回到古中医思维，把应有的疗效发挥出来。这个时代中西医结合是你们这一代人应该做到的。

医案 14 │ 厥阴阳明失阖，明医堂再问天方

——发热原因待查 2

会诊单位：西安市中医医院脑病科。

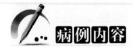病例内容

姓名：刘某。性别：男。年龄：16 岁。

就诊日期：2020 年 11 月 25 日。

身高 173cm，体重 78kg（发热以来体重增加 8kg）。

主诉：间断发热伴头痛 4 个月余。

诊疗经过：

2020 年 10 月受凉后腹泻，日 4～5 次，水样便，略黏，腹泻伴疲乏，有便不净感。轻微发热，体温在 37℃～38℃波动，自服头孢地尼、蒙脱石散、连花清瘟胶囊后，两周后症状缓解。患者于 2020 年 11 月 6 日无明显诱因出现发热，体温 39℃，伴咽痛，咳白痰，易咳出，质稠，后自服头孢呋辛，体温未降低。

11 月 8 日～10 日在当地诊所静滴头孢类抗生素（具体不详），体温仍在 38℃～39℃。

11 月 11 日在西安市交大二附院查见肺炎支原体抗体 IgM 阳性，后在西安市儿童医院静滴阿奇霉素 4 日，第 4 日热退。停 5 日。

11 月 11 日~13 日体温在 39.1℃ 左右。

11 月 14 日~15 日体温正常。

11 月 16 日~19 日体温 38.4℃ ~39.3℃。

11 月 20 日~22 日口服阿奇霉素 3 日，体温在 38℃ ~39.1℃。

11 月 23 日~26 日停药，体温 38℃ ~38.8℃。

11 月 27 日~29 日口服阿奇霉素 3 日，体温 37.7℃ ~38.1℃。

11 月 30 日停止吃阿奇霉素。

12 月 8 日在西安市中医医院复查支原体抗体阴性。

12 月中旬~12 月底，口服胸腺素肠溶片，1 天 1 次，1 次 4mg。

12 月 30 日~2021 年 1 月 2 日，体温 37.4℃ ~37.9℃。

1 月 3 日~1 月 19 日，体温 37.7℃ ~38.6℃。

1 月 9 日~1 月 30 日口服脾氨肽口服冻干粉，1 天 1 次，1 次 4mg。

1 月 20 日~2 月 16 日，体温 37.6~38.3℃。

2 月 17 日~2 月 25 日，37.3℃ ~37.9℃。

2 月 19 日处以引火汤冲服五苓散。

2 月 24 日上方减龟甲加鳖甲。

3 月 4 日以刮痧治疗，体温为 37℃。当日曾口服芬必得缓释胶囊 1 粒。

3 月 6 日头痛头晕症状减轻。

2 月 26 日~3 月 8 日，体温 37℃ ~38.7℃。

刻诊：发热，下午 4 点以后患者自觉发热，晚上 38.3℃ ~38.6℃。晨起发热轻，体温在 38.1℃ ~38.5℃。伴头痛，以右颞侧胀痛为主，按之痛减。头昏沉，晨起时略觉恶心，时有心慌气短，上午口苦。口不渴，喜凉饮，饮后无不适。汗多，以上半身为主，汗出后略怕风，汗后容易出红疹、瘙痒，部位以头面、颈部为主。自觉畏寒，后发热。平素喜食辛辣甜食，最近 1 周食欲较差，大便 2 ~3 次/日，质可，吃不合适食物时偏稀，小便可。入睡略困难，眠浅，凌晨 2 ~4 点易醒，醒后可入睡。晨起困难，手足偶凉。舌郁红，体胖，苔薄滑腻，舌面布小血粒。脉象：右关浮细，弦，寸尺滞。左尺细小，重按顶指，寸关滞。

辅助检查：患者于 2020 年 12 月 24 日在第四军医大学唐都医院行骨髓形态学检查：骨髓增生明显活跃，巨核细胞数正常，网状细胞数正常，网状细胞比例明显增多，可见异常细胞，伴储存铁缺乏，外周淋巴细胞易见，结合临床定期观察，复查。

EB 病毒衣壳抗原 IgG（癌 IgG）：阳性。EB 病毒衣壳抗原 IgG（EBNA IgG）：阳性。风湿系列：阴性；抗核抗体系列：阴性；结核系列：阴性。EB 病毒 DNA、人类巨细胞病毒 DNA：低于检测下限。巨细胞病毒抗体 IgM：阴性。甲型流感、乙型流感病毒核酸测定：阴性。布鲁菌系列：阴性。HPV – B19：阴性。肝功能：白蛋白 50.4g/L。（2020 年 12 月 26 日西安交大二附院）

血常规＋CRP：中性粒细胞比率 40.10%、淋巴细胞比率 45.10%、嗜酸细胞比率 7.10%。（2021 年 1 月 15 日第四军医大学唐都医院）

尿常规：阴性。红细胞沉降率：阴性。（2021 年 2 月 28 日西安市中医医院）

中医诊断：发热（伏邪致病）。

西医诊断：发热原因待查。

2021 年 2 月 19 日中药处方：

熟地黄 90g	巴戟天 15g	乌梅 15g	赤芍 30g
生石膏 15g	生半夏 20g	姜炭 30g	人参片 15g
麦冬 30g	五味子 15g	天冬 10g	茯苓 30g
盐泽泻 30g	炒白术 60g	炙甘草 60g	盐黄柏 5g
砂仁 15g	醋龟甲 15g		

2 剂，冲服五苓散。

2021 年 2 月 24 日中药处方：

上方减龟甲，加鳖甲 15g，冲服五苓散。

目前存在的问题：

1. 该患者体温仍高，下一步当如何治疗？治疗思路是什么？

2. 在发热疾病中，如何恰当运用伏邪理论指导治疗？

会诊治疗方案

石膏 10g	人参 10g	乌梅 10g	炙甘草 30g
生甘草 30g	防风 10g	苍术 10g	

用法： 每日 1 剂，每剂加水 900mL，一直文火煮 1 小时以上，浓缩煮取 150mL，分 2 次服。

吕英主任答疑

吕：这个患者下午 4 点发热，界面肯定是在阳明，但要分清楚是经热还是腑热，要看大便，如果大便是稀的，根据普遍规律就是经热，大便是干硬的，就是腑实热，如果大便有时稀有时硬，有时黏腻不畅，就是经、腑热都有。

头痛，右侧太阳穴胀痛，按压后好转，这是一个虚证。自觉时而怕冷时而发热，对于已经反复发热 5 个月的患者，这就属于在厥阴界面。体重增加了 8kg，不是单纯的脾虚，是三阴本气不足，体内寒湿阴霾之气过盛。无口渴，喜冷饮，饮后无不适，这提示了治疗的入手点。无口渴，属于太阴的问题，喜凉饮，饮后不解渴，是阳明的问题，阳明有实热。

说明土里面又寒又燥又湿，厥阴又中化太过，土虚了之后既寒又热，而且病了这么久，肯定有热毒，那就是再问天方。可以试一下这种方药，只治天，不治人。今年辛丑年到目前为止，临床的象不是单纯辛丑年岁运、客气、主气、客主加临出现的临床表现，而是近 3 年的运气影响到今年的六气出现的象，所以不是单纯治今年的象。这个患者已经反复发热 5 个月，从去年病到今年，要去找形成发热的源头在哪里，这种情况下，应该分析天地一气的偏性，因为患者身体里有这个气，与这几年天地的气进到他身体里协调不了有关。

逐症分析出来的病机，跟上面的观点也是符合的。如果治对了，3 剂药肯定是有效的。

如果还是反复，说明还有源头没解决。这个患者拉肚子，病位考虑到既有太阳界面，又有阳明、太阴界面的问题，有寒、有湿、有风，又有火，因为太阳的风寒、太阴的湿陷进去身体里面形成伏邪，这三个气再一转化变成火，火伏在体内了，如果想针对这四个气，对应的药就是防风。

随访：服药 3 剂后热退。

医案15 | 甲乙术升降失常，来复汤

——胃癌根治术后呕吐乏力

会诊单位：河南中医药大学第一附属医院脾胃病科。

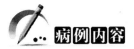 病例内容

姓名：万某。**性别**：女。**年龄**：54 岁。

主诉：反酸、烧心、渐进性吞咽困难 10 个月余。

现病史：患者 10 个月前因反酸、烧心、渐进性吞咽困难，伴腹胀、恶心、呕吐、乏力、纳差，无腹痛、便血，遂至省某三甲医院，完善胃镜活检，提示为低分化腺癌，部分为印戒细胞癌；行"腹腔镜下胃癌根治术 + 肠粘连松解术"，术后化疗 7 次后，出现持续性烧心、恶心、呕吐，呕吐物呈黄绿色，夜间加重不能平卧，伴腹胀、痞满、乏力、纳差、口苦，胃怕凉，大便 2 日 1 次，小便可，近半年来体重下降约 30kg。

既往史：平素身体状态较差，有高血压病史 20 余年；有糖尿病病史 10 余年；2 年前因子宫内膜癌，行子宫全切术。

体格检查：神志清，精神差，面黄消瘦，腹部平坦，未触及包块，腹部无压痛及反跳痛，肝脾肋下未触及，墨菲征阴性，无腹水征，双下肢无

水肿。舌质淡红，苔薄白，脉沉弱。

西医诊断：①胃癌根治术后。②反流性食管炎。③高血压病。④2 型糖尿病。⑤子宫内膜癌术后。

中医诊断：癌类病，脾胃虚弱证。

中医治疗：院外口服以下中药治疗。

处方：

党参 15g	白术 15g	白芍 15g	茯苓 15g
当归 15g	麦芽 15g	枳壳 15g	浙贝母 15g
海螵蛸 30g	白及 10g	三七粉 3g	炒神曲 15g
炒山楂 15g	陈皮 12g	清半夏 6g	炒莱菔子 15g
南方红豆杉 6g	甘草 6g	煅瓦楞子 30g	炒鸡内金 15g

经中西医结合治疗效果较差；

目前的情况：患者现持续性烧心、恶心、呕吐，呕吐物呈黄绿色，夜间加重不能平卧，伴腹胀、痞满、乏力、纳差、口苦，胃怕凉，舌质淡红，苔薄白，脉沉弱。

调整方药如下：

处方：

旋覆花 20g	代赭石 9g	生姜 12g	炮姜 6g
竹茹 9g	党参 12g	半夏 20g	炙黄芪 20g
厚朴 20g	乌梅 12g	生甘草 12g	炙甘草 12g
黑顺片 9g			

因服用药物时间较短，疗效不明显。

目前存在的问题：

请指导下一步治疗。

会诊治疗方案

白芍 45g	炙甘草 45g	人参 15g	山茱萸 15g

用法：每日 1 剂，每剂加水 700mL，大火煮开转小火煮半小时，浓缩

煮取 90mL，分 2 次服。

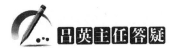 **吕英主任答疑**

问：这个患者胃气比较虚，症状也比较突出，吐得很厉害，这种情况可以考虑急则治其标，用旋覆代赭汤吗？

吕：你们可以给患者服几剂药观察疗效。根据我们的临床体会，这种患者胃气要败的时候，用旋覆代赭汤没有意义，患者承受不住。可以给她降肺、降胃、降胆，回到源头去治，用芍药甘草汤试一下。

一般肿瘤患者到了终末期都是这样一个情况，所以用了人参、山茱萸拉住元气，让元气不要脱，然后只用降甲胆的方法，其他药就不再加了。患者没有胃气，其他药患者运化不了。我们用药一般不超过 9 味的，这个患者用了 4 味。

问：化疗后的肿瘤患者，出现恶心、呕吐是一个比较共性的问题，请问师父从中医的角度是如何看待化疗药物的？

吕：化疗药是有正向作用的，出现的消化系统、骨髓抑制的问题，是临床患者表现的共同点，有一个共性的病机，化疗药是偏寒凉的。

但每个患者不一样，不同的化疗方案对患者也不一样。如果能把总的病机统起来，不管患者出现了什么情况，胃肠道的、骨髓的问题，立足土来治疗是比较稳健的，就是太阴、阳明这一块。立足对土的认识，如果是涉及骨髓抑制这一块，就要理解到先天。就像太师父说的一个先天肾气，一个后天胃气，这两个实是混元一气。在我们每个人身上都是混元一气，但在病了的情况下就会分开，分的时候，针对这个共性的东西，就可以这样去治疗。

要注意，所有的患者不会是单纯的虚寒、三阴的虚寒湿，不会从里到外都是这一个象，很多患者，大便是干硬的，舌苔厚腻，不管是白的、绿的、灰的、黄的，这个土就已经被堵住了。

因为化疗伤害的是患者的三阴，尤其是厥阴这一个萌芽，一旦伤害了，最初表现出的并不一定是寒，而是阳明和少阳的火、热、燥陷到土里面，一旦涉及这一块，我们就要根据患者的情况进行个体化的治疗。共同点就是通过太阴、阳明来治。

到目前为止，根据我们的体会，这种患者的病情，不能忽略年运的影响，这是根本。三虚致病，没有天对人的影响，人是很难得癌症这种大病的。所以，运气学说的知识，一定是贯穿到每一个患者身上的。所以我们问诊要反反复复问，包括病程，起病的首发症状是什么，喜欢吃哪一类的食物，要把患者的个体禀赋规律问出来。我们都生活在同一个时空，年运是怎样影响患者的，以及患者三阴三阳是怎么变化的，把这个问题突破就好办了。这几年，这种患者很难用到治疗三阴虚寒湿的药，包括黄芪。比较稳妥的方法是先把太阴撑起来，患者有热，用白术是没问题的，但是用黄芪有的患者就会出现流鼻血、失眠等，把患者不足的那块更加耗损了。

可以试一下基地今年的新方。比如用白术，如果寒热都有，接着就配生地黄，就是一个热药、一个凉药。太阴、阳明白术都能治，对于寒热都能治。生地黄是凉的，白术可以佐一部分，另外真阴不够，必有邪水，这个邪水是无形的，并不会表现为水肿，可能只是失眠、心烦。

我们总结出来，用了生地黄，马上配猪苓、五味子，化生元气，同时把一部分水热气结用猪苓解决了。猪苓又能开表，通腠理，有托透的作用，一旦利用起来就好办了。

接下来就看土里面了，如果用药后恢复了，再考虑伏邪，就是运用张元素的思想了，如人参败毒散、九味羌活汤这类的方。这样灵活地用药就好了。用生地黄时要考虑患者的肠胃能不能接受，用了这味药血是凉了，阴是给了，还要同时考虑春之发陈、夏之蕃秀的生机，这就是气一元论的思维，这就是太师父对炙甘草汤的解释。要有春之发陈、夏之蕃秀的生机，炙甘草汤里面用的就是清酒和桂枝。如果清酒和桂枝力量不够，就直接用小剂量附子，给一点点火就行了。如果血里面还有寒，就加吴茱萸、当归，再根据另外的病机线路配药就行了。

1 周后疗效反馈：

患者服药后症状均明显减轻，乏力好转，既往不能下床，药后能下床走路，胃口食量明显好转，吐酸明显减轻。

医案 16 | 肺胸膺膈肋阳明失降，橘枳姜汤合木防己汤

——肺腺癌

会诊单位：西安市中医医院脑病科。

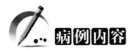

病例内容

姓名：孙某。**性别**：女。**年龄**：38 岁。

就诊日期：2020 年 3 月 12 日。

主诉：咳嗽 6 个月，加重伴右侧背部疼痛 3 月余。

现病史：患者 6 个月前受凉后出现咳嗽、咳痰，在当地社区医院行胸部 X 线片、血常规、支原体和衣原体检查未见异常，予消炎止咳药物（具体不详）等治疗后症状无变化。3 个月前无明显诱因出现右侧背部疼痛，咳嗽时疼痛加剧，于我院肺病科住院治疗，行相关检查后，考虑肺炎，给予抗感染治疗，咳嗽症状较前有所减轻。

1 个月前于西京医院完善纵隔淋巴结穿刺物活检，回报纵隔凝血组织中查见异型上皮成分，考虑腺癌。后于延安大学咸阳医院行 PET/CT 检查，结论：符合原发恶性病变（右肺下叶后基底段周围型肺癌）表现；右肺下叶胸膜转移可能性大，右肺下叶多发转移；右锁骨上下区、右肺上叶尖段

支气管旁、右肺门和纵隔间隙多发淋巴结转移；肝左叶外下段转移；右肾上腺转移。20 天前开始口服靶向药物（阿来替尼，每天 2 次，早晚各 1 次，相隔 10 小时）及中药治疗。

刻诊： 患者神清，精神一般，面色暗黄，咳嗽、咳痰，咳少量白黏痰，易咳出，白天咳嗽，夜间不咳，经治疗后较前减轻，右侧背部偶有针刺样疼痛。无发热，无汗出，无全身乏力，无胸闷气短，饮食正常，睡眠正常，之前偶口干，喜欢饮热水，饮能解渴，小便正常，之前便秘，偏干，2 天 1 次，现在使用开塞露后 1 日 1 次。容易上火，表现为长口疮，畏寒，尤其冬天，手脚冰凉。生病后体重下降 2kg，服用靶向药物后 1 个月间体重增加 4kg。

舌脉： 舌暗，郁红，体稍胖，苔少，少津，舌底郁红。左尺浮、细、小、弦，稍紧，重按无力，寸、关陷。右寸关尺浮取、中取浮、弦、滑、大顶指，沉取仅尺按顶指。

家族史： 父亲及祖父患有食管癌。

辅助检查： 2021 年 2 月 20 日西京医院纵隔淋巴结穿刺活检标本：（纵隔）凝血组织中查见异常上皮成分，结合形态学和免疫组化结果，提示为腺癌，临床需进一步检查肺脏。免疫组化结果：TTF－1（＋），CK7（＋），CK20（－），ER（－），GATA－3（－），Ki－67（＋，10%）。

中医诊断： 癌病（三阴本气大虚，邪毒内伏）。

西医诊断： 肺腺癌。

中药方剂以泽漆汤加减。

处方：

泽漆 15g	生半夏 30g	酒黄芩 30g	石见穿 15g
厚朴 30g	大枣 15g	炒苦杏仁 15g	麸炒白术 30g
党参 20g	侧柏叶 9g	牛膝 20g	生石膏 15g
生地黄 30g	大黄 15g	当归 30g	赤芍 30g
桂枝 15g	前胡 15g		

目前存在的问题：

该患者接下来方药如何考虑？针对癌症患者中医治疗如何确定诊疗

思路？

会诊治疗方案

逐症分析，由博返约：

1. 患者有肺癌多发转移病史，说明为三阴虚寒兼热化变证，局部大实证。

2. 咳嗽、咳痰，咳少量白黏痰，易咳出，白天咳嗽，夜间不咳，说明厥阴直升、肺阳明不降，局部寒湿火邪气同时存在；白天咳嗽，夜间不咳，结合疾病规律说明气、阳不足。

3. 右侧背部偶有针刺样疼痛，说明为局部实证，不通则痛。

4. 大便 2 天 1 次，使用开塞露后 1 日 1 次（粪状，说明有阳明伏热）。

5. 容易上火，出现口腔溃疡，属阳明伏热（阳明经热为主）。

6. 怕冷畏寒，冬季手脚冰凉，说明元阳不足。

7. 舌暗，郁红，说明气阳不足；体稍胖，说明太阴己土之气不足；苔少、少津属阴分不足，阳明伏热。

综上所述，患者为三阴虚寒兼热化变证，局部大实证；现患者咳嗽、便秘，苔少，治疗应重在肺之化源，以疏导土中伏热为主，予津汗方。

会诊处方：

化橘红 50g	麸炒枳实 10g	熟地黄 60g	乌梅 10g
防己 10g	生石膏 30g	人参 30g	桂枝 5g
赤芍 30g	姜炭 10g	北柴胡 10g	炒僵蚕 10g

用法：每日 1 剂，每剂加水 1300mL，一直文火煮 1 小时以上，煮取 200mL，分 2 次服。

吕英主任答疑

问：师父好，请问您如何看待白花蛇舌草这一类抗癌中药？

吕：我们目前走出来的医路，相对来说，是以想办法打开气结为主。

像西医检测出来的具有抗癌成分的某些中药，以及一些清热解毒、抗癌的中药，我们用得并不多。

太师父李可老中医常用的就是几组药，比如海藻、甘草，人参、五灵脂，半夏、生姜，全蝎、蜈蚣即止痉散。太师父书里记载的攻癌夺命汤，比如黄药子、木鳖子这一类的药，我们用得并不多。

关于这个问题，2007年我去山西的时候跟太师父探讨过，在治疗癌症方面怎样可以走捷径。太师父当时就说了，治疗基本上就是以刚才提到的四组药为主。我当年跟太师父治过一个患有视网膜母细胞瘤的小孩，当时小孩1岁7个月大，到现在孩子还很好，治疗方案就是以这四组药为主。当时的情况是她做完手术之后，又发现另一只眼有转移，服用这些药后复查，肿瘤消失了。

这个成功的案例就让我意识到，如果我们能回到《黄帝内经》《难经》《神农本草经》《伤寒论》四部经典指导下的中医之路，那么用不用这类针对疾病的药物，就看每个人的临床经验了。

这个患者比较年轻，但是一经发现就是重病，病因方面我们就不会过多考虑外感六淫、内伤七情等因素。对于癌症的治疗，对于局部的大实证，我们如果去分析客气对疾病的影响，至少要往前推三年，从前三年的客气规律推导到今年辛丑年的天地一气对患者的影响。

这才是中医学最根本的思维，外感内伤那些只是诱因，并不是患病的病因，这样去分析，就把中医看病的思维又提高了。提高到哪里了？提高到了天地对人的影响。

这样分析我们就知道今年天地之气的火毒在前三年已经出现了，这三年天地一气的坎卦的作用并没有降到能让人少生病的深度，阳根扎得不够深。只有阳根扎得深、扎得牢固，厥阴升发的时候才有足够的力量。就好像我手头有钱，即使乱花一点也没问题，这是天地规律。

既然阳根不够深，我们就要想办法让它深一点。因为是火毒，我们就要利用阳根的形成和化合的规律。第一个规律就是火土相生，阳气已经出去了，要让它回来，捷径之一就是用好"肺为水之上源"，利用阳明主阖的功能。如果患者是温热的病机，我们想直接给本气是给不进去的，给不进去的第一个前提就是阳明失阖。

另外一个规律就是土，我们刚刚讲"土伏火"是生成元气的规律，现在讲土是后天胃气的规律。后天胃气这里既然是有火、热、燥，那么土里面绝对有伏热，因为我们逐症分析都能找到相应的症状。至于一些肉眼看不到的症状，我们可以借助西医的检查结果进行分析。

这个患者的淋巴结肿大，就说明火热已经陷到土的最深层了，陷进去后形成实证。这个实证不一定是有热，完全可以是热和其他邪气胶结在一起。对于土，我们从三阴三阳角度认识，就是太阴、阳明，从脏腑来认识就是脾胃，一个对应燥，一个对应湿，就是湿热胶结。为什么湿热会胶结在一起？就是因为土里有阳明的燥，这个燥让湿变得黏稠了，然后"气有余便是火"，慢慢地郁而化热。

如果热入血分，就是用《伤寒论》中以柴胡为主的方药，如果形成湿热火秽毒，就用升降散。如果病位是肺、胸、膺、膈、肋阳明，从整个胸腔里面脏的最深层一直到胸壁的毛孔，这就涉及脂膜分肉的寒和热。如果是寒，就用阳和汤那一类药，如果是热就用乌梅、僵蚕，寒热都有就合用，那就是姜炭、芥子、乌梅、僵蚕这几味药一起用。

这个患者土里面伏的都是热，我们就要想办法慢慢把热转出来。哪个界面出来的热，就用相应界面的方法去解决就好了。因为病位在上焦，我们只要给足土气，像柴胡这类透达膜原的药就可以用。既然用柴胡，那么虫类药就可以用。虫类药对于癌症患者，尤其是有咳嗽的患者，用了就可以止咳，但是患者可能出现憋闷，那我们就要让虫类药进入阴分之后，把所闭住的那个气引出来，这个时候用的药就是柴胡，或者桑白皮、地骨皮、小环钗（石斛）、白薇，都可以。

我们治疗肺癌，除了从阳明治，还有个前提就是土，不只是四君子汤、理中汤，生甘草、炙甘草、生地黄、熟地黄都是对治这个土。再一个就是痰、饮、水、湿、瘀、积、滞，其中痰和瘀是关键，如果化不掉痰和瘀，我们可以从源头治，减少输送。那么对治这两个病理产物源头的药就是苓芍（茯苓、赤芍或白芍）和苓二芍（茯苓、赤芍、白芍），可以不用其他药。至于使用多大药量，要根据患者的本气来判断。

问：我们是脑病科，会收治很多脑转移瘤的患者，师父能否说一下脑转移瘤的大致治疗思路？

吕：脑转移瘤的形成可以参考沙尘暴的形成，这个时候患者的厥阴风木已经出现风火相扇了。但脑转移不是单纯的风火相扇，如果是单纯的风火相扇，临床上最常见的疾病就是脑出血、脑梗死，而脑转移一定是夹杂着其他邪气的，夹着风火相扇的源头——水之源、木之根，夹着坎卦里面的水火，这个水火变成邪气，邪水、邪火又随着厥阴风木直升。那么能截断这个病势的方药就是升降散，我们讲过蝉蜕这味药能到达清虚之地，可以提早用。

如果肿瘤已经有转移了，我们的治疗就要回到太师父说的人身的根本。生命的起点，就是元阳，先天乾卦的阳。而人生机的起点，是厥阴。这两者是不一样的，要搞清楚。

如果是寒湿阴霾逆上去，又变化了，直接形成大实证，我们一定要回到根本来看。所以一般肿瘤转移到脑部，用药就是茯苓、泽泻、牛膝，或者根据患者的情况来用药，不要用太多药。可以用茯苓，阴虚、阳虚都是用茯苓，茯苓就是对治坎卦里面的水气上冲。

另外肿瘤已经到了脑，那么患者肯定有东方甲乙木的问题。寒湿阴霾能够逆上不降，那么就是甲胆的问题，所以这个时候茯苓、泽泻、牛膝就换成芍药甘草汤，从源头去治。等到形成大实证，就用升降散，或者石膏、酒大黄。

圆运动从人最根本的地方出来，出来就要升发。不要忘了先天肾气与后天胃气实是混元一气，这个混元一气是有中轴的。我们所看到的圆运动的象是左升右降，这个左升右降里面包括了中气的斡旋。那么要斡旋这个中气，有泽泻，就有升麻的使用指征。有茯苓，也就有白芍和赤芍的使用指征，就有了这些药对，这是一个大的规律。

医案 17 | 瘀热内伏与厥阴久寒，明医堂瘀热方

——腹痛查因

会诊单位：河南中医药大学第一附属医院脾胃病科。

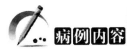 病例内容

姓名：徐某。**性别**：女。**年龄**：56 岁。

初诊时间：2021 年 1 月 10 日。

主诉：间断肚脐左侧疼痛 15 年余。

现病史：患者 15 年前因父母相继去世受打击后，开始出现肚脐左侧疼痛（夏天减轻、冬天加重），经过反复口服西药治疗效果不佳。2021 年 1 月 10 日就诊时表现：早饭后开始至中午腹痛持续性加重，下午轻，夜间休息后最轻，大便成形，日行 1 次，小便可，寐可，纳可。既往反复痛经，平素无明显口干。情绪不佳，表情焦虑，曾服用抗焦虑药物治疗效果不佳，应用针刺后腹痛腹胀加重；住院输抗生素治疗后腹痛可减轻，停药后腹痛再发。舌质瘀暗，苔薄白，有齿痕，脉弦。

既往史：高血压病史数年。2016 年肠镜提示溃疡性结肠炎；2019 年 2 月复查肠镜提示肠息肉并息肉切除。自诉血小板降低。

西医诊断：腹痛查因。

中医治疗处方：

白芍 30g	炙甘草 30g	生地黄 10g	麦冬 10g
石膏 15g（先煎）		姜炭 15g	桂枝 6g
乌梅 6g	蒲公英 15g		

2021 年 1 月 17 日二诊：

肚脐左侧疼痛较前减轻约 30%，纳寐可，二便调。舌质瘀暗，有齿痕，脉弦细。上方去石膏。

2021 年 1 月 24 日三诊：

肚脐左侧疼痛较前继续减轻，口干喜热饮，牙龈肿。舌质瘀暗，有齿痕，苔薄白，脉弦细。

处方：

白芍 30g	炙甘草 30g	生地黄 10g	麦冬 10g
姜炭 15g	桂枝 6g	乌梅 6g	蒲公英 15g
牡蛎 30g（先煎）		茯苓 15g	泽泻 10g
当归 20g	酒大黄 10g		

2021 年 1 月 31 日四诊：

肚脐左侧疼痛较前减轻，牙龈肿消失，口干、喜热饮同前，舌质瘀暗，有齿痕，苔薄白，脉弦细。

处方：在前方基础上去桂枝、茯苓、泽泻、酒大黄，加熟地黄 15g，醋鳖甲 10g，白术 30g，淡附片 6g，败酱草 30g，薏苡仁 60g。

2021 年 2 月 5 日五诊：

肚脐左侧疼痛较前减轻 80%，纳可，寐可，大便成形，日行 1 次，小便可。舌质瘀暗，有齿痕，苔薄白，脉弦细。

处方：

白芍 30g	炙甘草 30g	生地黄 10g	麦冬 10g
石膏 15g	姜炭 15g	乌梅 6g	蒲公英 15g
牡蛎 30g	当归 20g	熟地黄 15g	醋鳖甲 10g
白术 30g	淡附片 6g	败酱草 30g	薏苡仁 60g

醋乳香 9g　　　　醋没药 9g

2021 年 2 月 10 日六诊：

肚脐偶感隐痛，纳可，寐可，大便成形，日行 1 次，小便可，舌质淡红，齿痕较前减轻，苔薄白，少津液，脉弦细。守 2021 年 2 月 5 日方。

2021 年 2 月 18 日七诊：

腹痛基本消失。纳可，寐可，大便成形，日行 1 次，舌质淡红，有齿痕，苔薄白，脉细。

处方：

　甘草 10g　　　　炙甘草 10g　　　淡附片 6g

2021 年 3 月 3 日八诊：

饮食不慎后再次出现腹痛，腹部隐痛，按压加重，大便成形，日行 1 次，舌淡红，有齿痕，苔薄白，脉弦细。

处方：

　白芍 30g　　　　炙甘草 30g　　　生地黄 10g　　　姜炭 10g
　乌梅 6g　　　　 当归 20g　　　　熟地黄 15g　　　姜黄 5g
　白术 30g　　　　酒大黄 15g

2021 年 3 月 21 日九诊：

腹部隐痛，按压加重，以中午前后为主，纳可，寐可，情绪较前好转，但仍担心恶性病变，大便成形，日行 1 次，舌淡红，有齿痕，苔薄白，脉弦细。

处方：

　白术 30g　　　　白芍 30g　　　　淡附片 6g　　　　炙甘草 30g
　姜炭 10g　　　　乌梅 6g　　　　 败酱草 30g　　　　薏苡仁 60g
　醋鳖甲 10g　　　醋乳香 9g　　　　没药 9g　　　　 当归 20g
　麸炒枳实 10g　　牡蛎 30g

目前存在的问题：

1. 患者经过治疗，从 1 月 10 日至 2 月 10 日腹痛逐渐减轻直至消失，其间 20 余天没有任何不适，说明之前用药方向没有大的偏差（此时用药间断、药味较少）。

2. 患者 3 月 3 日左右出现腹痛后，再用之前的方药效果不佳，是否与 2 月 18 日的方药有关联？如何收功？请老师指导下一步治疗。

3. 我们刚开始尚能按照气一元论进行分析，随着患者症状的变化，逐渐加入一些治标的药，是否会影响针对病机药物的发挥效果？

4. 已建议患者行肠镜检查。

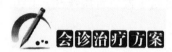

会诊治疗方案

逐症分析，由博返约：

1. 患者反复脐左侧隐痛，早饭后开始至中午持续性加重，下午轻，夜间休息后最轻，说明厥阴风木下陷土中。

2. 情绪不佳，表情焦虑，说明厥阴风木失于和缓有序升发。

3. 住院输液（抗生素治疗）后腹痛可减轻，停药后腹痛再发，说明有局部火热邪气。

4. 舌质瘀暗，说明气滞血瘀；边有齿痕，说明己土之气不足。

5. 既往高血压病史，说明三阴本气不足，营血分伏热。

6. 既往反复痛经说明厥阴虚寒。

综上所述，患者反复腹痛，说明厥阴风木下陷横逆土中，结合既往高血压病史及无便秘、口干、上火，使用降阳明方药后症状好转，说明厥阴风木下陷后向内向深发展形成阳明伏热，伤津耗血。病情反复后再次用药无效，考虑局部瘀热互结，予清瘀热方。患者反复痛经，加吴茱萸温益厥阴。

处方：

生蒲黄 5g　　黄芩 10g　　黄连 3g　　　木香（后下）5g

黄柏 10g　　阿胶（烊化）10g　　　麸炒苍术 10g

薏苡仁 15g　　吴茱萸 3g

用法： 每日 1 剂，水煎服。

医案 18 | 开气结治疗局部大实证

——肝脏多发占位查因

会诊单位：海口市人民医院中医科。

病例内容

姓名：吴某。**性别**：男。**年龄**：69 岁。

初诊日期：2021 年 3 月 19 日。

主诉：腹胀半个月。

现病史：患者半月前无明显诱因开始出现腹胀，以上腹部阵发性闷胀为主，逐渐进展至全腹，伴乏力、纳差，食量较前减少 1/2，偶有尿黄，无双下肢水肿，无身黄、目黄，无恶心呕吐，无腹痛，无发热，无畏寒、寒战，无呕血、黑便，无头痛，无皮疹，无解陶土样便。遂昨日到我院门诊就诊，查乙肝六项、丙肝抗体均阴性。腹部彩超示：肝质增粗，注意早期肝硬化，右肝低回声结节，胆囊结石，胆囊壁增厚、毛糙，中量腹水。肝功能检查示：白蛋白 32.7g/L。为求进一步诊治，门诊拟以"肝硬化"收入我科。

刻诊：患者精神状态一般，腹胀，纳差，食欲减退，乏力，畏寒，时有胸闷、心悸，无恶心呕吐；后枕、颈部易出汗，汗后不怕风，口干渴，凉热饮均可，无口苦，小便不利，色黄、量少，大便 2 ~ 3 天一解，质黏，溏烂便，睡眠可。腹部膨隆，右下腹可扪及 2 个肿大包块，直径 4 ~ 5cm，质地硬，移动性浊音阳性。舌质暗红，苔黄腻，脉滑数。

既往史：高血压病史多年，血压最高 160/110mmHg，长期口服氨氯地平片控制血压，血压控制尚可。

辅助检查：大便潜血弱阳性。血葡萄糖：6.77mmol/L。总蛋白：56.50g/L。白蛋白：30.30g/L。前白蛋白：102mg/L。高敏 C 反应蛋白：38.1mg/L。病毒性肝炎检测：未见异常。腹部彩超示：肝质增粗，注意早期肝硬化，右肝低回声结节，胆囊结石，胆囊壁增厚、毛糙，中量腹水。

下腹部 + 上腹部 CT 增强示：肝脏多发结节，转移癌征象，请结合临床病史，肝脏右叶结节强化灶，性质待定，建议复查，胰腺体尾部强化减低，建议腹水减少后 MR 增强协诊，胆囊结石；胃窦 - 十二指肠区结构紊乱，强化不均匀，建议胃镜排查；双侧肾上腺增粗，大网膜结节，转移灶可能性大，请结合临床；左肾小囊肿，前列腺少许钙化，盆腹腔少量积液；盆腔、腹股沟及腹膜后多发稍大淋巴结，部分肿大。

西医诊断：①肝脏多发占位查因：肝转移癌？②腹腔肿瘤合并多发转移？③高血压病 3 级，极高危。④ 2 型糖尿病。⑤低钾血症。⑥腹水。

中医诊断：鼓胀（湿热蕴结证）。

西医治疗：控制血糖、血压，利尿补钾等治疗。

中医治疗：患者腹胀、纳差、乏力，后枕、颈部易出汗，口干渴，凉热饮均可，无口苦，畏寒，小便色黄、量少，大便 2 ~ 3 天一解，质黏、溏烂便，舌质暗红，苔黄腻，脉外滑内涩偏数，六经辨证考虑太阴阳明太阳合病夹瘀夹湿，中药予三仁汤加味治疗，用药如下：

处方：

白豆蔻15g	杏仁15g	薏苡仁30g	桃仁15g
厚朴20g	滑石15g（包煎）		淡竹叶10g
通草10g	牡丹皮15g	清半夏10g	

用法：水煎服，日 1 剂，4 剂。

目前存在的问题：

1. 针对腹水患者，如何从气一元论认识？

2. 该患者下一步治疗是根据"三阴统于太阴"，继续从太阴论治还是从三阴考虑？以哪一个方向为主？

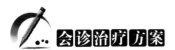 **会诊治疗方案**

逐症分析，由博返约：

1. 患者有肝转移癌（？）病史，说明是三阴虚寒兼热化变证，局部大实证。既往高血压、糖尿病病史，说明元气不足，先后天两本虚损。

2. 精神状态一般，需要考虑三阴虚寒及壮火食气。

3. 腹胀，纳差，食欲减退，乏力，说明己土之气不足，局部气机壅阻郁滞。

4. 时有胸闷、心悸，说明厥阴风木失于和缓有序升发。

5. 后枕、颈部易出汗，汗后不怕风，结合舌象、大便情况，说明内有阳明伏热。

6. 畏寒，说明脉外卫气不用。

7. 小便不利，色黄、量少，说明三焦气化功能失常。

8. 大便2~3天一解，质黏，溏烂便，说明戊己土燥湿不济。

9. 舌质暗红，苔黄腻，中有裂纹，脉滑数，属实证。

综上所述，患者肝转移癌（？）病史，说明为三阴虚寒兼热化变证，局部大实证。现腹胀，纳差，食欲减退，乏力，中量腹水，说明当前主要矛盾为三阴本气不足，三焦气化不力，故予逆气方送服宣降散，因肝胆为发温之源，肠胃为成温之薮，酒大黄换为白芍降甲胆，同时茯苓、白芍是一常用组药。患者有糖尿病病史，炙甘草换为生地黄，合猪苓、五味子增强阳明本体及元气的化生，肝局部郁滞，加赤芍、楮实子开气结。

处方：

白芍 30g	茯苓 30g	泽泻 30g	牛膝 30g
蒸附片 10g	山药 60g	人参 30g	生地黄 30g

猪苓 10g　　　　五味子 5g　　　　赤芍 30g　　　　楮实子 60g

用法： 每日 1 剂，每剂加水 1300mL，一直文火煮 1 小时以上，煮取 150mL，分 2 次，每次送服宣降散 1.5g。

吕英主任答疑

问：本气和三阴三阳的关系是如何的？如何判定本气和六气之间的关系？本气是否就是我们所谓的元气和阳气？请师父解答一下，谢谢。

吕：这个问题问得很好，我们因为这个问题研究了 10 年。本气就是活的那口气，因为这口气在，所以我们的肺在呼吸，心脏在跳动，肝脏在解毒，它体现了不同的象。太师父这一生，就在论述这个本气到底是什么，他把彭子和郑钦安的学术思想糅合在了一起。

彭子的学术思想来源于河图，河图的核心思想是以土为中心论，中气如轴，是以这个为核心的圆运动，四季五方一元气理论就是这么提出来的。但是，这个中气又是怎么来的呢？理解这个中气，我们要借助一下现代的物理学。比如圆运动里的圆，原动力那个点的力是按什么方向运动的呢？是按照切线的方向。

这些知识大家都学过，那么这个力是怎么形成的？在天地之间、宇宙当中分别有一个往下降的和往上升的气。只不过中国文化、中医学就把一个叫作天、一个叫作地，比如盘古开天辟地。天气是往下降的，地气是往上升的。

再比如子午流注理论，你们搞针灸的就比较清楚什么时辰分别对应天和地。丑时对应地，人对应寅时，寅时人气生。所以中气只是一种文化的表达，表达的是那一气的象，所以阴阳应象。天地一交合，依《易经》叫作天地氤氲，这其实就是一种象，就是彭子所说的中气。

所以在彭子《圆运动的古中医学》里面提到的中气，其实就是形成万物的根。这是彭子的思想，但是对应到人身上，一提到中气，你首先会想到脾胃，脾胃对应到三阴三阳就是太阴阳明，这些认识是一线贯通的，不可以分割。我们脑海里如果一旦浮现的是五脏六腑，这些认识就分割开了，中医就没法学了，我们就走不出应有的中医之路，更走不进李可老中医这条医路。

同样是这个规律，郑钦安的思想是通过中国文化的八卦来认识的。先天八卦最根本的就是乾坤两卦，一个纯阳，一个纯阴，对应五行，一个对应火（金），一个对应土，这个八卦我们永远看不到。

乾坤两卦经过一种作用之后，这种作用在中国文化是一种中和思想，它一定是往那个最稳健、最有利的方向去中和，那个阳爻一定是掉到了阴爻的中间。

这个中间指的是立体的，六合之内。比如你们现在看我，我在你的前面，但是我要是看你们和我后面的，那我就在中间，所以这个中间至少指的是三维立体的中间。

我们要认识万事万物包括自然界、包括物种，人不过是万物之一而已，你可以认识龟啊、蛇啊，那么这种认识就叫作后天坎卦。后天坎卦一化合，乾坤两卦就退位了，看不到了。

所以对于坎卦的认识是用阴阳来认识的，坎卦的形成是用火土认识的。那么坎卦形成的前提是火生土、土伏火，同时一定是火生土，土又能伏火，才能形成后天这一个坎卦。后天形成的坎卦不叫火，也不叫土，而是叫作水，所以一定要把阴阳五行分清楚。后天坎卦在人身上，我们又有一种认识，叫作水火一家，不是我们肉眼见到的水和火，而是指的二阴抱一阳形成的不分阴阳的这样一团和气，里面是暖的，外面是一团水气。

那么李可老先生就把彭子和郑钦安这两个人的思想，糅合在一起，提出了这个本气。这样做的目的是什么呢？看病。实实在在地看每一个患者。中气对应到人身上就是脾胃，脾胃的运行规律是脾升胃降，这个功能是滋养五脏的，五脏得养人就能够生生不息。按照彭子的思想，先天肾气全靠后天胃气的滋养。

这个滋养灌溉的功能就对应了三阴三阳里的太阴阳明，太阴是主升主开，阳明是主降主阖。标本中、开阖枢一定是同时存在的，这样一个升降斡旋，叫作中气的斡旋，就能够延续人的生命。尤其是老年人能吃进去饭（说明中气不虚），我们好好利用这一点就能够让他们延寿，所以治疗老年患者很多时候我们都关注他的中气功能。

那么危重患者的治疗，一旦病机是以后天胃气为主，救这个后天，那先天不管了吗？我们要知道，后天的胃气它的根就在先天。这样李可老中医就提出了元气生中气，我们刚刚提到的那个坎卦叫作元气，这个元气既包括阴也包括阳，是什么状态呢？一定是二阴抱一阳，但是我们永远看不到这个阳。我们能看到的那些阴，叫作含有阳气的阴，没有气就是死阴。

元气它是一团无形的气，这个气的状态我们可以把它叫作太阳寒水之气。最大的阳和最寒冷的水在一起的那种气，这就是我们命根应该有的一个气的运行状态，所以太阳篇才有大小青龙汤证，这样你就知道太阳篇在论述的是什么问题了，是这个元气病了。

如果不知道这个条文、这个方对应的后面的机制，你会觉得小青龙汤只用来治疗外感风寒、内停水饮。并不是这样，只要是符合这个机制就可以用小青龙汤，而不是说就拿来治一个感冒、治一个水肿、治一个肺炎，看看这样分析大家能不能搞清楚。

问：怎么理解火生土、土伏火和本气自病？

吕：火生土、土伏火是一种气的运行方式。火生土它是指火从下往上，燠这个土。土伏火是指能让阳的、动的这种向上的力保持和缓有序的过程，这是一个双螺旋过程，大家现在可能欠缺的是对这个概念的理解。

然后我刚刚讲的，圆运动形成的这个圆，每一点都是切线，无数的这些切线形成一个圆，这个力的势，就是我们参悟到的古中医的道理，宏观到宇宙是怎么来的，涉及量子力学和广义相对论组合起来的超弦理论，是这样一种思维，并不是我们想的直升直降。比如地球的自转，自转的同时有地球的公转，它是有黄赤交角23度26分，所以才有南北回归线。

我们人所感知到的这种象都是来源于宇宙中一些天体的规律。我们学习的东方文化和东方医学强调顺应自然，法于阴阳，和于术数，道家叫作道，是指这样一个规律，而不是我们可视的五行的规律。

这种气的运行方式，反映了宇宙间的一种规律性的变化。一旦人和不到这个气、顺应不了规律就会生病。

比如己亥年末、庚子年初的新型冠状病毒感染。大家只要感染了病毒都会得病，只不过病情的轻重不一样。所以我们现在遇到患者，既要考虑他为什么会得这个病，又要考虑他为什么得了这个病之后是这样的表现、这样的程度、这样的病种。

如果考虑到第一点，我们就必须明白，中医学的总源头就是《易经》，如果放到中医学四部经典里面，就是《黄帝内经》的运气学七篇大论，或者就是整个《黄帝内经》162 篇，《素问》《灵枢》这两本书 162 篇论述的绝大部分内容都是指的这个规律。

那么《伤寒论》就是把这个规律运用到临床——"若能寻余所集，思过半矣"，针对我们人生活的时空和人这个物种之间不协调，给出了相应的症状和方药，我们只要掌握了这些规律就可以了，如果明白了这些，那么刚刚提的问题就知道答案了。

土伏火就是指的厚德载物的力，是指的这种力量。那么这样的土它是怎样体现的呢？我们知道厚德载物这个概念太大了，所以我提出了土的温度、湿度、密度、厚度，以及它的四个功能：生、化、运、载，这就是我们所说的土。这样的土它就能够伏火，并且所伏的火就是永远有自强不息的那种力，这就是阳气。这个阳不是指的人一睁开眼睛，感到很有精神，这只是阳的体现之一，而是指的每一个人的阳根，扎得根很深，这个阳在厥阴风木出来，体现生机的时候表现的是和缓有序的升发，是非常稳健的一种态势。

那么这个阳根我们叫作水之源、木之根，这个根就是你刚刚提的问题，火生土和土伏火的合力，这是个难点。这就涉及临床用药，比如我们上次会诊给的处方里面的芍药、甘草跟人参、山萸肉可不可以等量？患者整体的气机是往上的，我们要纠偏，契合圆运动的话，如果气机往上太过，相对而言我们的用药就要让气机稍微往下一点。因此芍药、甘草就比人参、山萸肉的力量要大一点，这就体现在药量上。

圆运动的每一个点都是升浮降沉，好多弟子的思维就卡在这里。并不是说在西方只降不升，是无数个点的升浮降沉，形成了西方这个大的下降的力量，才形成了我们看到的太阳的东升西降。中医思维是非常灵活的，不是死板的。

人活的这口气体现的是势和力，不是眼见为实的一些东西，所以我们用药这一块全靠气化的力，就回到生生化化，品物咸彰。患者是如何彰的，我们就用对应的药物生化和化生。所以就需要大家把握四个规律：天地规律、生命规律、疾病规律、患者个体的禀赋规律，慢慢就让自己的思维往这个方向靠近。

大家平时判断出患者有瘀，有齿痕，白腻苔，就会考虑是不是应该化湿。从今天开始你们一旦碰到这种情况，要反复问自己，患者为什么有湿，湿从哪里来的。首先想到的肯定是太阴界面的问题。如果只是太阴的问题，单纯的虚寒湿很快就解决了。但是既然这个患者病情反复，那阳明界面有没有问题呢？如果患者的病机没有热化到阳明，为什么用消炎药能有效呢？这个时候我们就要去思考太阴包括多少个内涵，阳明又包括多少个内涵。在这个患者身上体现了多少个阳明，我们应该用什么样的方药？栀子柏皮汤对治的是阳明，麻黄连翘赤小豆汤也是，更不用说白虎汤、白虎加人参汤和我们《中气与临床》书上提到的十四个承气汤类方。

很多腹泻的患者大便解出来全是水，暴注下迫皆属于热或者火，这是火邪。这种情况下不用温药，反而是吃黄连汤就好了，如果有湿浊就搭配藿香。一本散万殊，这一气一散就是三阴三阳，一散为三阴三阳就有六气，这六气一定要找最近的亲戚关系，那就是相表里的界面。再一个就是大的伤寒体系里的六经，仲景没有解释，全部放到 397 法和 113 方里面，有人反对这个说法，觉得不是 397 法。我是相信既然有这个说法，就有其道理，我们就把他反对的那个道理何在为我所用。《伤寒论》（太阳病篇）第 26 条就有对治阳明的方，白虎加人参汤，并不是到阳明病篇才出现，第 37 条小柴胡汤就出现了，不是在少阳病篇首见。

那我们有没有去考虑过为什么把这些方都放在太阳病篇呢？四逆汤也在太阳病篇，然后第 29 条的芍药甘草汤、甘草干姜汤、调胃承气汤、四逆汤，这四个方可不可以合在一起？只要你们像这样去思考仲景是根据什么症状用的这个方，用这个方的病机又是什么，能够把这些弄清楚，那么你们每个人走出来的绝对都是自己的医路，这才是中医复兴能够往前推进的唯一的一条路，而不是死的传承，我们跟太师父生活的年代不同，这些就是我们要考虑的了。

　　我昨天跟大师姐聊到最近有很多抑郁症的患者，有一个患者本来平平淡淡地在学校当老师，因为疫情的影响，学校改为线上授课，结果在线上讲课适应不过来，整个人很紧张，后面就慢慢抑郁了。

　　大家思考一下这是为什么呢？这就是这个患者的本气自病。他的本气里面就是这样，即使没有疫情，这个人迟早都要病的。所以大家要从本气自病这个角度去考虑问题，一定要明白人这个物种的禀性，说白了就是我从哪里来、我到哪里去、我来干什么，作为医生是应该知道这些的。江山易改，本性难移，这是改变不了的。我们了解到患者这样一个禀性，再顺着患者的禀性把握方药，这样这条医路就是真正的中和了，就可以致中和。今天先讨论到这里，大家好好努力加油！

| 医案 19 | 《伤寒论》第 184 条之阳明伏热是三阴虚寒的源头 |

——脑梗死

会诊单位：西安市中医医院脑病科。

病例内容

姓名：曹某。**性别**：男。**年龄**：57 岁。

职业：锅炉房管理员。

患病前因工作性质导致作息不规律，值夜班、熬夜，达 10 年左右；且工作环境湿热。

治疗不同阶段概述：

第一阶段就诊内容——2018 年。

2018 年 10 月 10 日初诊。

主诉：言语不利、右侧肢体无力 1 天。

刻诊：言语不利，右侧肢体无力，上抬力量可，右手抓握力可，精细活动稍差，步行拖沓，常于凌晨 3 ~ 4 点胃脘部隐痛，持续数十分钟后缓解，右侧口角㖞斜，无饮水呛咳、吞咽困难，无心慌、胸闷、咳嗽咳痰等症状，食纳可，眠差（入睡困难、眠浅易醒、多梦），大便干，2～7 日一解，量少，多食水果或粗纤维类食物可帮助排便，羊矢状大便，小便黄。舌脉：舌质暗，舌体胖，苔黄厚腻，脉弦。

西医诊断：急性脑梗死。

中医诊断：中风——中经络（痰瘀阻络）。

中医治疗：涤痰通络，祛邪扶正。

处方：续命汤类方加减。

生黄芪 60g	生白术 60g	全当归 30g	麻黄 15g
生石膏 30g	生半夏 30g	细辛 15g	酒大黄 15g
蝉蜕 30g	僵蚕 15g	杏仁 20g	茯苓 30g
泽泻 30g	怀牛膝 30g	炙甘草 30g	制附片 15g
白芍 30g			

治疗 1 周后患者右侧肢体活动基本恢复如常，余同前，中药加肉桂、炮姜温阳，予玄明粉 5g 冲服泻下通便。服药后，胃脘部冷痛好转，大便干改善，1～3 日一解，大便前干后软，不服中药则又不解，小便仍偏黄。

第二阶段就诊内容——2019 年。

2019 年 3 月。

主诉：睡眠不佳、汗多 2 个月。

刻诊：入睡困难，夜间易醒，复睡困难，进食或活动后汗出较多，以头、背部出汗为主，汗出后畏风怕冷，夜间腰背及双下肢发凉，鼻周及上唇红肿疼痛。纳食可，小便黄，大便干，1～2 日一解，头干，量少。舌脉：舌质郁红，舌体胖，苔薄黄厚腻，中间有裂纹，脉弦。

西医诊断：睡眠障碍。

中医诊断：不寐（上热下寒）。

分析：三阴不足，水寒龙火飞，上热下寒。

门诊中药治疗：

生黄芪 60g	生白术 60g	全当归 30g	赤芍 60g
乌梅 15g	蝉蜕 30g	酒大黄 15g	僵蚕 20g

细辛 15g	生石膏 30g	生半夏 30g	茯苓 30g
泽泻 30g	怀牛膝 30g	炙甘草 60g	制附片 30g
姜炭 20g			

服 5 剂后大便干燥改善，前稍干，每日 1 解，量偏少，入睡时间缩短，仍需口服我院自制"枣安胶囊"2 粒后入睡时间小于或等于 30 分钟，但不服中药则仍便秘时作，出汗稍减少，但背部、双下肢发凉未改善，上唇丘疹消失。考虑患者仍夜间腰背及双下肢发凉、出冷汗，考虑病在足太阳膀胱经，方选葛根汤加附子，长期鼻周及上唇红肿疼痛，鼻属胃、上唇属脾，考虑脾不升、胃不降、胃火盛，加石膏对治，具体处方如下：

柴葛根 60g	桂枝 15g	白芍 30g	生石膏 30g
大枣 30g	生甘草 30g	酒黄芩 10g	炮姜 30g
生白术 60g	党参 30g	五味子 15g	乌梅 23g
黄连 10g	生半夏 30g	茯苓 30g	酒萸肉 30g
生姜 15g	肉桂 10g	盐泽泻 20g	

服上方后夜间腰背怕凉症状较前缓解，余症状无明显改变。

第三阶段就诊内容——2019 年。

2019 年 10 月 28 日。

主诉：左下颌部肿大 1 天。

刻诊：左侧下颌周围肿胀，伴疼痛，压之皮下有硬结且疼痛加重，触之皮温稍高，不伴牙痛、咽痛等，无发热，口中无分泌物。纳可，眠差、入睡困难，夜间汗出、易醒，小便正常，大便干。患者平素夜间 3～4 点出现上半身发凉，伴冷汗出，双侧手足心发热。长期间断出现鼻翼下缘红肿疼痛。舌脉：舌质暗红、苔黄、中根部厚腻。左寸脉浮、关脉沉细紧、尺脉沉弦；右寸脉浮、关脉小浮弦、尺脉沉细弦。

辅助检查：颈部 B 超示左侧颌下淋巴结肿大。

西医诊断：淋巴结肿大。

中医诊断：发颐（热毒蕴结）。

治疗：以清热散火、解毒化瘀、敛降右路、引火归原为法，予升麻鳖甲散合芍药甘草汤、封髓丹加减。

升麻 60g	当归 30g	花椒 6g	醋鳖甲 15g
白芍 30g	赤芍 30g	柴葛根 45g	乌梅 23g
黄连 10g	酒黄芩 10g	生石膏 30g	生地黄 45g
茯苓 30g	川牛膝 20g	盐泽泻 20g	生白术 60g
肉桂 10g	生甘草 30g	砂仁 15g	盐黄柏 10g
生半夏 30g	姜炭 15g		

服药 5 剂后左侧下颌肿痛消失，按之无硬结；入睡可；夜间身凉、汗出部分减轻，双侧手足心热消失；鼻翼下缘红肿疼痛消失，双下肢发凉未改善。

第四阶段就诊内容——2020 年。

患者在 2020 年间，因疫情仅数次就诊，平素纳可，进食和活动后仍出汗（后背、头部），汗后畏风怕冷，大便易干（前干后软条或糊状），小便偏黄，入睡慢，但较前深，做梦次数减少，双下肢及腰背发凉。

考虑三阴寒湿存在，尤其元阳不足，下肢及腰背发凉，给予大乌头煎 5 剂后，双下肢及腰背发凉消失，余症状未消。考虑长期便秘与先天液、津、血不足相关，加之三阴不足，甲胆不降、阳明郁热、水浅不养龙、上热下寒存在，先后给予明医堂炙甘草汤、引火汤、芍药甘草汤、三阴虚寒湿方化裁，后出汗明显减少，失眠改善明显，不用"枣安胶囊"即可正常入睡，睡眠质量改善，大便正常，小便偏黄，但自觉上唇及上唇内系带处发凉。

第五阶段就诊内容——2021 年。

2021 年 2 月。

主诉：四肢冰凉 4 月余。

刻诊：四肢冰凉，从凌晨 4 点开始，至早晨 8 点冰凉缓解，以双上肢、下肢（内侧）冰凉感明显。冰凉感缓解后出现后背汗出、后背灼热感、汗出后稍怕风，至下午 1 点缓解。夜间盗汗。舌底暗红，舌下脉络细小紫暗，舌质郁红，舌体胖，中有裂纹，根白厚腻。

近期汤药以引火汤加减为主：

乌梅 30g	熟地黄 90g	巴戟天 15g	赤芍 30g

生石膏 30g	生半夏 15g	姜炭 30g	麦冬 30g
天冬 10g	五味子 15g	茯苓 30g	盐泽泻 30g
怀牛膝 30g	生甘草 60g	砂仁 15g	炙甘草 60g
盐黄柏 5g	酒大黄 5g	肉桂 10g	沉香 10g
葛花 30g	人参片 15g	酒萸肉 30g	生白术 60g
黑附片 30g			

目前存在的问题:

1. 患者上牙龈冰凉感、牙龈肿痛仍无明显改善,如何分析?

2. 患者近 3 年间症状的变化是一个什么样的病机线路? 我们仅仅做到部分症状的改善,缺乏一条明晰的诊疗思维线路,请诸位老师指导!

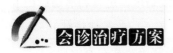

会诊治疗方案

思路 1:患者纳可,说明后天胃气尚足,治疗上益精气、承降血脉中之热,结合病史考虑为乌梅证,处方:肾四味(菟丝子、补骨脂、枸杞子、淫羊藿)各 30g,乌梅 10g,吴茱萸 5g,赤芍 45g。

思路 2:营卫问题、五脏六腑问题——寒热错杂。启动原动力,用重剂黄芪,阳明伏热,用酒大黄、石膏,离位相火用乌梅,经脉阻滞用茯苓、赤芍、白芍。

思路 3:泥丸方:熟地黄 30~60g,半夏 15~30g,五味子 5~10g。

吕英主任答疑

问:这个患者第一次就诊时没有周身冰凉的感觉,以中风治疗后,过了 1~2 个月就出现了四肢发凉的症状,两侧肢体程度一样,但是到了夏天症状就会缓解。我们考虑是不是在解决他的阳明燥热便秘的过程中,使用泻下的力量太过,导致厥阴、太阴下陷。我们想知道在治疗这个患者的过程中,有没有一条明确的思路。例如找出正气的损耗,我们的治疗只解决阳明的伏热,而没有考虑到三阴的本气不足。

吕：这个病例很复杂，你们的思路是正确的，该考虑的都考虑到了，患者疗效也很好，每一个阶段都是成功的，但是欠缺的地方就是怎么让患者飘出去的阳回家，回到它该回的地方，这是肾精的一方面，另一方面就是重剂黄芪的使用，可能是这两个方面有所欠缺。

从第一诊开始，你们有没有考虑过再问天方这种思路？我们在师承班里讲过一个重症肌无力、眼睑下垂的小孩，当时给他用的就是再问天方，患者服了 1 剂药之后，眼睑就恢复正常了。太师父这条医路我们走到今天，你们和我都有一个瓶颈，就是总想着不要伤着患者的本气，怎样才能不伤本。

《伤寒论》体系的六经辨证，比如对于三阴三阳的参悟，这么多年我们把它总结出来，把钦安、彭子的思想也都糅合进来，形成对应的方药，大家在背和在临床上探讨，又把《伤寒论》《温疫论》里面的寒温熔于一炉的方药应用到了临床。

但是反复看这些方药，就太杂。比如三才封髓丹，道理上应该按君臣佐使来配伍，但却没有围绕君药搭配兵力，派去打仗的兵力之间是不呼应的，这是打仗最忌讳的。

在所有药物的配伍这方面，我们要抓住病机，再慢慢地去由博返约。分析出患者的病机，那么我们就围绕着这个病机的几味药再配兵力就可以了。你们的处方太复杂了，要注意一下。像当归补血汤，升降散，封髓丹，附子、肉桂这些方药，进入到人的身体里面，我们也无法判断到底是谁发挥了作用。对于这个患者，你们的治疗已经是很成功的，这个患者是不是有抑郁症？看到这个症状，有点像抑郁症的患者，会自觉怕冷怕热。

问：可能是有一点，但在接诊、管理他时，没有发现典型的抑郁症症状。这个患者因为中风第一次来就诊的时候，我们用的是续命煮散，在这之后就出现怕冷的情况，我就考虑是不是用药太凉，进一步伤了这个患者的元阳之后，激发了他身体里面的矛盾。这个患者从中风到现在的症状，应该是一个原因导致的吧？

吕：是的，就是一个原因导致。

问：从 2018 年治疗这个患者到现在，最关键的这个原因我一直没有抓到，只是缓解了他的部分症状。

吕：这个患者的病机线路之一，就是阳明伏热，围绕这条线治疗就可以，你们的治疗也很成功。

单纯讨论这个病例，如果阳明伏热是这个人的主线，第一诊的病机就是热，那么就跟你目前的认识相反。

问：续命汤里有很多注解，如果患者有热的话，可以用大剂量的石膏。我们用了石膏之后，还是无法解决他的热，反而还偏燥了。

吕：是的，这是对的。如果阳明伏热是一条主线，后面的起疮、有脓就都是阳明伏热的表现。如果把这个热解决掉，阳明阖，坎水就足了。因为再结合 2018 年到 2020 年这种年运，我们的问天方、再问天方、三问天方，到了庚子年就没得问，到了今年就是用辛丑火毒方了，这个火已经变成毒，不是单纯的阖厥阴、阳明和土伏火就可以解决，我们目前的临床体会是这样。

包括那个重症肌无力的小孩，我记得那个小孩脸红红的，当时考虑的是如果阳明阖不回来，那治太阴也没用，所以就大胆地用了这个很简单的方药，结果患者很快就恢复了。这个案例就让我们明白一日是地球的自转，一年是地球的公转，在我们生活中岁月里面的每一刻，二者都是同时存在的，所以这两个因素都要同时考虑。要考虑到患者，为什么某年某日某时发病。这种情况下我们的治疗必须往前分析，至少往前三年，即《黄帝内经》说的三年化疫。

再回到这个患者的治疗，石膏、升降散你们已经用上去了，说明你们考虑阳明伏热就是主线，这个时候只要把阳明阖回来，用凉药也不会伤，因为阳明阖回来首先增强了阳明阳土或者阳明戊土。

凡病皆为本气自病，邪之所凑，其气必虚，土气先虚了，那么就要把土气扶益起来。通过益土来解决热毒。根据《伤寒论》体系，即使是热毒也是用炙甘草，而不是生甘草。东垣的安胃汤，生甘草、炙甘草同用，明医堂的问天方和东垣的安胃汤只差一味药，与东垣很多思维能一致。因为我和他走到了对天地规律的同一个认识，就会这样用，这种认识一定是规律性的东西。我们跟着太师父明白对治一切离位的相火，采用阖厥阴开太阳、土伏火、土载木的治疗大法。这个患者有火热，那就厚土伏火，益土载木，同时让火回来，既治先天，也可以阖阳明。

厥阴升发已经变成火热，那就用石膏、乌梅，如果是厥阴升发的力量不够，那就去思考春之发陈在哪里，夏之蕃秀在哪里。

按照仲景的这种体系，我们在用药时，用生地黄首先考虑佐的药是桂枝。如果是液枯了，就要用黄酒，觉得黄酒麻烦，就给一点让整个方可以动的药力，所以明医堂炙甘草汤直接合附子。但是厥阴顶上去之后出现了阳明的热化，所以又合了木防己汤。源于这个（下焦阴液）里面是枯竭的、脂膜分肉之间寒热都有，就是四个药对治脂膜分肉之间的沟通。

南方是顶住的，于是把南方一开，阳明一降，就增强了元气，承接增强元气的药我们也用了。

按照全真一气汤的思想，接元气的还有引火汤（傅青主、陈士铎、太师父李可都用过），包括都气丸、生脉饮这一类的。如果我们想增强元气，用的药就是五味子。

东垣是乌梅和五味子同时使用，我们在临床反复体会，3个酸药（乌梅、五味子、山萸肉），到底以哪个为主？最后得出的结论是用症状去判断，推出来的就是病机，可以用哪个就用哪个。

如果你觉得患者的邪火盛，这个时候只要把火收回去，那就不会壮火食精、壮火食气，元气就增强了，这个时候就没必要用五味子。如果这个人的气是软塌塌的、阳根所在的地方是空的，离位的相火多，那就要让火先回家，回家之后再升发。我们的治疗要回到这种思维，经过今天的沟通，我觉得治疗这个患者，如果想要考虑到所有的病机线路，就得跳出原来的思路来治，一个泥丸方就可以解决，就3味药（熟地黄、半夏、五味子），尝试一下。

问：这个患者反复出现离位相火的症状，我们给他用滋阴药、去阳明郁热的时候，往往还是上火，但用了后面几剂药就出现四肢冰凉的症状。我们考虑他的元阳非常亏虚，所以就用了原方原量，服药后他的口唇就没那么红了，用清热滋阴药反而容易出现这个症状。

吕：你现在虽然在认识上是一气，但是上手用药就分开了阴和阳。如果说水浅不养龙，水寒龙火飞，前提是先水寒，因为在这个命根的地方，阳不生阴、阳不化阴、阳不统阴，才出现引火汤对应的病机。但是这个病机会转变，一旦变成阳明伏热，那就变成了《伤寒论》第 397 条的竹叶石膏汤证，这个时候就要用竹叶石膏汤。

因为现在患者的阴分不够，我们就从反方向去增强阳。从阳去治，患者出现热了，就说明确实是阴分不够。尽管明医堂的方把生命三要素都保护了，我们已经考虑到了南方的开、西方的降、甲胆的逆上，但如果这个方药只是解决了部分病机线路，我们就会总是觉得没有一条完整的思维去贯通。这个时候，尽管思路是对的，但派出去的兵力合作得不好，不协调。

患者牙龈肿痛是因为任督不通、阴阳俱损，就是阴阳不相顺接。这种情况下能够顺接阴阳的是太阴、阳明、少阴，利用这几个界面把气结打开。

熟地黄、五味子、茯苓是引火汤中的 3 味药，它们是化生元气的，而且这 3 味药也不凉，是温的。你们尝试一下，看能不能慢慢把方药更精准一些，控制在 14 味药之内，慢慢减少，最后就 10 味之内。

医案 20 │ 三阴虚寒本证发生阳明热化证

——腹痛原因待查，不完全性肠梗阻？

会诊单位：河南中医药大学第一附属医院脾胃病科。

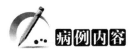**病例内容**

姓名：王某，**性别**：女，**年龄**：65 岁。

主诉：腹痛 12 天。

现病史：12 天前无明显诱因出现左下腹疼痛，休息后可缓解，未予重视，10 天前下腹疼痛加重，呈持续性绞痛，无恶心呕吐、腹泻等，至省某三甲医院住院，查血常规示：WBC 4.19×10^9/L、NEU% 79.30%、RBC 3.35×10^{12}/L、HGB 99g/L，腹部 CT 示：①胆囊结石。②双侧肾盂形态饱满。予禁食、抗感染、止痛、灌肠、补液及营养支持治疗后，患者腹痛无明显缓解，大肠造影：5 次清洁灌肠仍然清肠不净。自诉清肠排出 5 块硬粪球，清肠后疼痛缓解。为进一步诊治，以"腹痛查因"收入我科。

刻诊：神志清，精神差，间断左下腹绞痛及左侧腰背部胀痛，伴腹胀，进食后加重，胃脘部疼痛，无恶心呕吐、腹泻，无发热恶寒、头晕头痛、胸闷胸痛等不适，现右上肢麻木无力，右小腿、右面部感觉异常，纳眠可，大便 2 日未解，矢气少量，小便调。近 3 个月体重未见减轻。舌质淡红偏暗，苔薄白，舌根部稍腻。脉细紧。

既往史："系统性红斑狼疮" 10 年余；"贫血"病史；"甲状腺功能减退症" 5 年余；"脑梗死"病史 2 年；"冠状动脉造影术 + 血管内超声 + 冠状动脉支架植入术"后 3 个月。

中医诊断：腹痛，太阴不足兼阳明腑实证。

西医诊断：①腹痛原因待查（不完全性肠梗阻?）。②结肠冗长症。③冠状动脉粥样硬化性心脏病。④冠状动脉支架植入后状态。⑤系统性红斑狼疮。⑥甲状腺功能减退症。⑦轻度贫血。

西医治疗：以抗感染、调节肠道功能及对症治疗为主要原则，予头孢他啶联合奥硝唑静滴抗感染治疗，口服乳果糖口服液促进排便；予中药灌肠缓解患者腹胀、促进大便排出。

中医治疗：中医四诊合参，辨病属于腹痛，辨证属太阴不足兼阳明腑实证，以"行气通腑、缓急止痛"为治法，以"桂枝芍药汤合大承气汤"为主方加减，具体药物如下：

桂枝 20g	白芍 50g	生姜 3 片	大枣 3 枚
炙甘草 15g	大黄 15g	姜厚朴 30g	麸炒枳实 20g
芒硝 20g	楮藤子 10g		

辅以中药封包院内协定 3 号方外敷右下腹以清热止痛，具体药物如下：

白及 30g	红花 15g	黄芩 15g	松花粉 6g
醋延胡索 30g	薏苡仁 30g	大黄 15g	黄连炭 10g
金钱草 30g	醋乳香 10g	威灵仙 30g	醋郁金 15g
皂角刺 30g			

服药后情况：患者服药后第二天，出现呕吐及腹泻后，自诉病情大减，腹部轻松，已无腹痛，精神状态明显好转。后再服上方两天，病情稳定，但出现左腰背部胀痛不适，发病时间与腹痛时间相似，但疼痛程度相对较轻，行相关检查未发现异常。

目前存在的问题：

1. 患者大便通畅后仍觉腹胀痛是什么原因？

2. 后续该如何辨证用药？

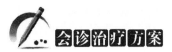 **会诊治疗方案**

逐症分析，由博返约：

1. 患者有红斑狼疮、甲减、脑梗、冠状动脉支架植入病史，说明三阴本气不足，虚寒本证兼发生部分热化。

2. 本次出现左下腹及左腰背胀痛，伴腹胀，进食后加重，大便未解，说明厥阴中气下陷兼阳明腑实热。

3. 患者服药吐泻后症状明显减轻，精神好转，但左腰背部胀痛、腹胀痛同前，说明三阴本气不足是根本。

综上所述予逆气方，酒大黄换为白芍。

处方：

白芍 30g	茯苓 30g	泽泻 30g	怀牛膝 30g
蒸附片 10g（先煎）		炙甘草 30g	人参 30g
山药 60g			

用法： 每日 1 剂，每剂加水 1300mL，一直文火煮 1.5 小时以上，浓缩煮取 150mL，分 2 次服。

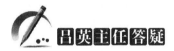 **吕英主任答疑**

问：这个患者整体的治疗还是有效的，通过分析他的病史，我们考虑存在一个本虚标实的情况，那么将来遇到类似患者的时候，对于通腑药物的量，如大黄、芒硝的药量和扶正药物的药量怎么把握，请师父再给我们指导一下。

吕：太师父书上专门有论述这种气虚导致的痞塞。这个患者你们前面这样用药，大便就已经通了，是因为这个患者没有肠梗阻。临床上遇到肠梗阻这类疾病，其实大实和大虚是同时存在的，在这种情况下，先用理中汤或者四君子汤把中气健运起来，以太阴为主，接下来就像你们这样合大承气汤或者小承气汤。这种患者在住院的时候，如果肝功能指标已经升高，部分西医是反对中医用芒硝的。我曾经治疗过一个老太太，用的是张锡纯的硝菔通结汤，如果是完全梗阻，芒硝用 120g，如果是不完全梗阻，就用 60g。你们通过这个患者验证了 60g 的三分之一 20g 足矣。这个患者用的是《伤寒论》第 279 条（太阴病篇）的方法，从厥阴陷进去之后形成的相当于是大实证，所以就相当于桂枝加大黄汤证，先倍芍药再加大黄。最后一个药是楤藤子？

答：楤藤子有止痛的作用，所以给他加上的。

吕：是河南的草药吗？

答：对，它是一种河南的草药。

吕：那就说明它在这个方里的作用并不像大黄那么重要，这个方已经很好了，大承气汤用了原方四分之一的量（大黄四两，厚朴半斤），芒硝用了 20g。患者后面出现腰腹胀痛，因为大便已经通了，那我们就直接回到三阴界面治本。甲状腺功能减退的患者，三阴本气是非常非常弱的。这个患者还有冠心病，少阴、厥阴的本气都已经内匮，这样的状态下我们肯定就会考虑先把三阴的本气扶起来。这种患者不可以长期去通便，要结合舌苔、脉象，这个时候就回到了王松如"肝胆为发温之源"的观点，所以直接用逆气方，大黄换为芍药就可以了，就是换成小大黄（白芍），一共就 10 味药，这样就很清晰，以后遇到这一类疾病就总结出来了。另外这类患者如果有发热，淀粉酶也升高，那就是大柴胡汤的主证，是它的主战场了。这个时候就毫不犹豫地用大柴胡汤去斡旋，去打开太阴、阳明，枢转少阳，再判断太阴需不需要扶益，不需要就不管，需要就给一点药。但是一旦用到大柴胡汤就需要注意水道，患者大便通了之后，因为到了大柴胡汤的主证，这个时候容易影响神之本，所以很多时候即使患者大便是干硬不通的，我们也要注意大黄的使用，像柴胡加龙骨牡蛎汤那样，大黄后下。这个病例就可以延展这么多的知识面。

一周后疗效反馈：

患者服药后疼痛明显减轻，大便通畅。

医案21 | 甲胆失降元阳不足寒湿阴霾窍踞阳位

——冠心病

会诊单位：海口市人民医院中医科。

病例内容

姓名：符某，性别：女，年龄：81岁。

初诊日期：2021年4月14日。

主诉：反复胸闷痛3年，加重伴气促、少尿4天。

现病史：患者于3年前常无明显诱因出现胸闷痛，部位在左前胸或胸骨后，范围约本人手掌大小，发作持续时间3~5分钟，休息后可缓解，偶有活动后伴有气促，曾在我院多次住院，考虑"冠状动脉粥样硬化性心脏病，不稳定型心绞痛，心功能3级"，但未系统检查及治疗。

今年3月24日在我科住院时先后服用"真武汤""茯苓四逆汤""破格救心汤"后症状好转出院。4天前患者再次无明显诱因胸闷再发，偶伴有胸痛，活动后气促，精神疲倦，行走10米以上加重，能平卧，睡眠差，偶有咳嗽，咳少许白痰，少尿，24小时尿量不足500mL，双下肢轻度浮肿，胃纳差，恶心欲呕，进食量少，大便日1解，前干后软，少尿，次数及尿量均少，无尿急尿痛。睡眠差，入睡难。口干不欲饮，汗少，怕冷怕热不明显。不易上火及感冒。舌脉：舌质淡红，舌苔薄黄。脉细弱。

既往史：有"扩张型心肌病，全心增大，完全性左束支传导阻滞，心功能3级"病史；"心脏瓣膜病（肺动脉高压，二尖瓣、三尖瓣大量反流）"病史；"高尿酸血症""高脂血症""双肺炎症""腰椎骨质疏松伴病理性骨折"病史。

辅助检查：脑利钠肽前体：35000pg/mL。D－二聚体：4.4mg/L。血气分析：提示存在呼吸性碱中毒、代谢性酸中毒。2021年4月14日心电图：①窦性心动过速。②完全性左束支传导阻滞。③ST－T改变。2021年4月16日胸部放射DR：双肺渗出性病变，考虑炎症，部分慢性改变，建议CT检查。心影增大，主动脉钙化，建议相关检查。右侧胸腔少量积液。2021年3月25日心脏彩超示：全心增大。升主动脉稍增宽。左室壁运动弥漫性减弱，请结合临床。主动脉瓣增厚，回声增强并少量反流。二尖瓣、三尖瓣大量反流，肺动脉高压。肺动脉瓣少量反流。左室舒张功能减退。左室收缩、射血功能中度受损。EF：34%。

中医诊断：胸痹（瘀血阻络）。

西医诊断：①冠状动脉粥样硬化性心脏病，不稳定性心绞痛，心功能3级。②扩张型心肌病？③肺动脉高压。④双肺炎症。

西医治疗：

呋塞米片（20mg，口服，每日1次）＋螺内酯片（20mg，口服，每日1次）利尿减轻心负荷；沙库巴曲缬沙坦钠片（50mg，口服，每日2次）抗心衰；地高辛片（0.125mg，口服，每日1次）强心；托拉塞米注射液10mg静脉注射利尿；左西孟旦注射液5mL微量泵泵入抗心衰；多巴胺注射液160mg微量泵泵入升压。

中医治疗：

一诊（2021年3月26日至2021年4月6日）破格救心汤：

附子50g	干姜20g	炙甘草50g	人参30g
茯苓30g	山萸肉60g	生龙骨15g	生牡蛎15g
磁石15g			

用法： 1500mL 水煎服，煎煮 1.5 小时，煮取 200mL，1 日 1 剂。

服药后患者胸闷、气促改善，血压稳定后出院。

二诊（2021 年 4 月 16 日）真武汤合葶苈大枣泻肺汤加减：

茯苓 15g	白术 30g	黑顺片 20g（先煎 1 小时）	
白芍 30g	大枣 15g	炮姜 15g	泽泻 40g
五味子 5g	葶苈子 15g		

用法： 1000mL 水煎服，煮取 200mL，日 1 剂，共 5 剂。

服药后，患者精神好转，食欲稍改善，睡眠好转，每天解成形大便 1 次，小便量较前增加，稍费力，胸闷、气促好转六成，易反复，血压不稳定，波动在 80～109/50～90mmHg，晨起小便时易晕厥，头部汗出，经按压人中 1～2 分钟可自行苏醒，醒后无意识障碍。

24 小时出入量对比：

4 月 15 日，18 小时入量 540mL，出量 750mL。

4 月 16 日，24 小时入量 1358mL，出量 2400mL。

4 月 17 日，24 小时入量 572mL，出量 2250mL。

4 月 18 日，24 小时入量 1152mL，出量 1400mL。

目前存在的问题：

1. 经治疗后患者目前精神好转，胸闷、气促稍改善，存在心功能不全，胸闷、气促易反复发作，血压不稳定，请吕英主任指导中医治疗。

2. 患者西医诊断不明，中医诊断明确，病情复杂，虚实夹杂，如何逐症分析，由博返约？

会诊治疗方案

逐症分析，由博返约：

1. 患者冠心病、扩张型心肌病病史，说明三阴本气不足，重在少阴坎卦元气阴阳俱损。

2. 精神疲倦，说明厥阴、少阴本气不足同时也应考虑壮火食气。

3. 胸闷，偶有胸痛，说明寒湿之气逆上，局部络脉不通；时有气促，说明肾主纳气失常。

4. 双下肢轻度凹陷性浮肿、尿少，说明元阳不足，三焦气化失常。

5. 胃纳差，恶心欲呕，进食量少，说明己土之气不足、胃气失降，源头是元阳不足。

6. 大便日1解，前干后软，说明阳明腑实热但源头是元阳不足、局部相火离位。

7. 睡眠差，入睡难，说明阳不入阴。

8. 四肢肤温凉至肘膝，说明元阳不足。

9. 舌质淡红，舌苔中黄腻，说明中土内伏湿热；脉细弱，说明元气不足。

治疗以温益三阴为主，因患者大便情况、慢性肺部炎症以及曾有少量胸腔积液，说明内有伏热，依据肝胆为发温之源故予逆气方，酒大黄换为白芍。

处方：

白芍 30g	茯苓 30g	泽泻 30g	牛膝 30g
蒸附片 10g	炙甘草 30g	生晒参 30g	山药 60g

用法：每日1剂，每剂加水1300mL，一直文火煮1小时以上，煮取150mL，分2次服。

吕英主任答疑

问：师父能否再讲解一下这个病例？

吕：每个人只有元气这一口气。用一元气认识没有六气，没有白天晚上，没有三阴三阳。所以患者的任何一个症状都是这一元气的显象而已，这个患者身上所有的症状只是元气不作为之后出现的象。这些象用东方文化认识就是用阴阳五行表达，那么阴阳我们用三阴三阳认识，我觉得更符合、更贴近这个本原，或者说更接近我们日常生活。

在我们的日常生活里，早晨起床太阳肯定从东方升起，不管是打雷、闪电、暴雨、阳光灿烂，太阳永远都在那里，只是我们看到的象不一样而已。

阴阳应象正是通过元气反映的象来判断患者身上哪里出了问题。

对于这种心脏病，少阴病心衰病的亡阳阴竭气脱这种病机，那毫不犹豫就是用太师父的破格救心汤，所以前面的治疗都是取效的。但不能因为八九十岁的患者，每一个用了李可破格救心汤之后病情都能好转，你就觉得治得非常好。你们现在的问题是思维没有完全走到中医学这个思维里面，就比如说你们看到厥阴升发就去治厥阴，但没有去找厥阴直升的源头是谁，谁来定这个风。

所以大家还是要去想一想通过什么来解决这个风？是水涵木、土载木。只要水能涵木，就能减少一部分风，土能载木也能定一部分风，我反复交代大家这是规律，这就是能够给出后面这个方的道理。

你们看这个患者的舌苔有那么多的裂纹，但是她的三阴本气已经衰了，那怎么去解决阳明的热？这个时候我们肯定是找阳明的源头。阳明的源头第一个就是少阴元阳，阳明一旦形成伏热，我们容易理解的是火必耗水，但需回到一年的主气规律：五之气阳明燥金阖了才有我们命根的元气。

如果一个人天天登高而歌、弃衣而走，命根的元气很快就会耗尽，这个主气的规律就是地球公转的规律。一天的客气规律是按照阴阳大小，是从小到大，《伤寒论》的排序是从大到小，首论太阳，说明《伤寒论》研究的已经是客气规律的异常。如果这个思维没法转变过来，就去看刘渡舟老师的《伤寒论十四讲》，这本书里面已经讲过这个问题。

中药进入人体起什么作用？我们都知道六味地黄丸是补肾阴的，但有些患者连吃3个月，结果阳痿了，那肾阴补到哪里了？按照阴抱阳应该是强壮肾阳才对。再继续吃又出现面瘫，中气都败掉了。我们在临床上一定要理解一元气一散就是三阴三阳，就是一日的这种象。不可以拿西医的一个症状就去对应中医的某一个证型，一定是由博返约。

这个患者的阳明伏热并不是从太阳界面进来再传到阳明界面。《伤寒论》第184条"阳明居中，主土也，万物所归，无所复传"才是对这个老人家目前阳明病的理解。《中气与临床》这本书里有我对三阴三阳的参悟，这些参悟都是来自经典，我只是觉得把经典的东西用现代的语言去解释能够让大家更好地理解。学习这些参悟最简单的方式就是去背诵，比如这个患者是阳明病，阳明病那么多条病机线路，我们在治疗的时候就去思考哪些是符合的，符合的道理是什么，这样才能抟为一气来治疗。

先后天两本本身就是一气，自然界太阳的东升西降，气在人身上的升降出入、升浮降沉的规律，每一个点都不是简单的直上直下，而是双螺旋的气旋运动方式。

"天覆地载，万物悉备，莫贵于人"，人就是这么来的，形成人的每一个点都是这样，天覆地载也是双螺旋，《圆运动的古中医学》称它为中气，这就是"河图运行以土为中心论"。

一提到中气我们都知道脾胃，也都知道脾升胃降，怎么升？怎么降？这个规律和天覆地载遵循的是同一个，形成的每一个点一定记住是双螺旋，每一个点都如此，并不是说直升直降，必须把这个概念搞清楚。

人体的圆运动在运转的时候每一个点都有切线，无数个切线的力构成了我们眼见为实的圆运动的象，而中华文化把它浓缩了，大而无外，小而无内。

大家把这个概念搞清楚，相信临床疗效会更好。这个患者你们治得非常成功，我很欣慰，包括上个星期河南的那个病例用到了桂枝加大黄汤合大承气汤，不是每个人都敢用这个方的。患者已经是腑实证，或者通过西医检查手段看到病情向梗阻方向发展了，直接用小承气汤或者大承气汤，不敢用就用调胃承气汤。从一睁眼的太阳也反映的是厥阴界面、体现的是少阳少火生气，从这个点出发，抓住三个界面形成阳明伏热这个病机，这样我们在四个界面同时治病，所以那个患者的治疗效果是非常好的。

治病就是治源头。龙卷风、打雷闪电这些自然现象是人力所不能控制的，人力只能解决为什么会形成这样一个现象，治病也是一样，一个一个源头地去找，最后找到的，就是生命只有先后天两本，一旦恢复了之后，根气、中气、萌芽可以同时治疗。所以像这一类患者，三阴虚寒湿是她的本证，三阴虚化寒化，同时涉及年运的问题，形成辛丑年的这个年运的象，也不止辛丑年这一年，绝对和《黄帝内经》的理论"三年化疫"

有关。

"折郁"，这个气不能转化和三年这个气转化不好是有关的，所以明医堂有一个"折郁方"，你们思考一下，降之不下，升之不前，并不是一刹那发生的，就像父母教育小孩一样，不是一朝一夕就把小孩教育好的，疾病的形成也如此。

医学的力量本身就是很微小的，我们能做的就是尽量找到患者形成这个乱的源头，就像破案一样，找到最根本的线索之后很快就破案了。这是一个缓慢的过程，一步一步，每走一步都有理论依据。所以只要把这个理论突破了，派一个小部队出去打仗也有效，能够做到这样，我觉得我们走的这一条医路就会更好一些。

医案 22 ｜亡阳阴竭气脱使用李可破格救心汤

——扩张型心肌病

会诊单位：西安市中医医院脑病科。

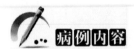病例内容

姓名：吕某，**性别：**男，**年龄：**50 岁。

入院时间：2021 年 3 月 16 日。

主诉：胸闷、气短半年，加重 14 天。

现病史：患者近半年时有胸闷气短，懒言懒动，有过 2 次胸前区憋痛发作，自行服用"速效救心丸""硝酸甘油"缓解，近 14 天无明显诱因诸症加重，心慌、胸闷、气短，动则加重，昼轻夜重，神疲乏力，纳呆，少量进食即呃逆不止，胃胀，健忘，入睡无碍，常因胸闷气短而中断睡眠，需半卧位，双下肢肿胀明显，大便易偏稀，排便费力，每日 1 次，小便正常。

既往史："高血压"病史 5 年余，最高 180/120mmHg，口服波依定治疗，血压控制达标，近 1 月因血压持续 120/80mmHg 停用降压药物。出生时早产 1 个月，出生后患有支气管炎，后经服用老山参煎汤痊愈；5 岁闭

合性颅脑损伤。

体格检查：精神差；形体偏胖；面色晦暗，面部虚浮肿胀；口唇青紫；双肺呼吸音粗，可闻及湿啰音，双肺底呼吸音低；心率 96 次/分，心律齐，心音低；叩诊心界向左下扩大。腹部叩击移动性浊音，肝颈静脉怒张。双下肢重度凹陷性水肿。余大内科查体及神经内科查体未见明显异常。舌脉：舌质暗，苔根部腻滑；双寸脉沉实，左关脉陷，右关脉大，重按无力，双尺脉弱。

辅助检查：2021 年 3 月 6 日心肌损伤检测：高敏肌钙蛋白 - I：568.5pg/mL（↑）；B 型尿钠肽检测：BNP：2930.1pg/mL（↑↑）。心电图：窦性心律，电轴左偏。①陈旧性下壁心梗。②陈旧性广泛前壁心梗？③ST - T 改变。④V1 导联 P 波终末指数异常。2021 年 3 月 15 日胸部 + 腹部 CT：考虑左肺舌叶、右肺中叶及双肺下叶炎性病变，建议治疗后复查；右肺上叶及下叶膜玻璃样结节影，建议动态观察；心影增大，心包积液；双侧胸腔积液；纵隔多发淋巴结；主动脉及冠状动脉壁钙化灶；肝右叶斑片状低密度影，建议增强扫描；胆囊壁毛糙，胆囊窝少量积液，考虑炎性病变；胰头分界欠清，胰头区钙化灶；双肾多发条片状高密度影，考虑结石或钙化；少量腹水，盆腔积液；左侧腹部部分肠管分界欠清，呈团状改变。请结合临床建议进一步检查。心脏超声：室间隔及左室壁运动波幅普遍减低，全心扩大，考虑扩张型心肌病；肺动脉内径增宽，肺动脉高压（中度）；下腔静脉内径增宽；左室舒张功能减低，收缩功能减低；二尖瓣、三尖瓣中量反流；心包积液（中量），心律不齐。

中医诊断：胸痹（水饮凌心）；水肿（溢饮）。

西医诊断：①扩张型心肌病，冠心病，陈旧性心肌梗死，不稳定性心绞痛，心包积液，心功能 4 级。②高血压 3 级（极高危）。③肺动脉高压。④胸腔积液。⑤腹水，腹部病变待查。

西医治疗：减轻心脏负荷、改善心脏供血；口服沙库巴曲缬沙坦控制血压；静脉泵入硝普钠注射液扩张血管；静脉注射呋塞米注射液利尿以减轻心脏负荷；静脉滴注丹参多酚酸盐注射液活血改善心脏供血；静脉滴注生脉注射液益气养阴。

病情变化：

3月18日晚20时，进食半块苹果后突然出现左侧胸前区剧烈疼痛，伴全身大汗出，冷汗如珠。值班医生处置：予速效救心丸10丸舌下含服，予呋塞米20mg静推，5%葡萄糖注射液单硝酸异山梨酯20mL缓慢静滴，症状持续两分钟后缓解。

3月20日晚19时（此时在静点硝普钠注射液），无明显诱因出现左侧胸前区疼痛，伴全身大汗出，冷汗如珠，面色黧黑，否认憋闷感及压榨感，持续30分钟。当时考虑正在使用硝普钠注射液但仍有心绞痛发作，且时间延长，遂考虑存在硝普钠注射液"窃血"可能性，遂停用硝普钠注射液。考虑亡阳遂停用利尿剂。值班医生处置：予速效救心丸10丸舌下含服，予呋塞米20mg静推，5%葡萄糖注射液单硝酸异山梨酯20mL缓慢静滴，症状持续20分钟后缓解。

3月16日初诊

葶苈大枣泻肺汤、苓桂术甘汤、来复汤、失笑散合方以固脱温阳利水逐饮，同时口服三益丹每次1g，每日2次。

中药处方：

葶苈子15g	大枣15g	蒲黄10g（包煎）
醋五灵脂20g（包煎）	茯苓60g	桂枝45g
炒白术45g	炙甘草30g	炒薏苡仁45g	前胡15g
盐泽泻30g	人参30g	酒萸肉30g	生地黄20g
怀牛膝30g	车前草30g		

用法：上药煮取煎剂，100mL/次，3次/日。

服用3天后，气喘气短、胸闷改善，双下肢肿胀渐消，胃纳部分改善，呃逆止，夜间睡眠改善，整晚可平卧休息，需低流量吸氧，大便每日1解，费力感减轻，小便量较前增多（与服用利尿剂相关）。

3月20日二诊

瓜蒌薤白半夏汤、失笑散、来复汤、苓桂术甘汤合方以固脱温阳利水逐饮。

中药处方：

桂枝 45g	瓜蒌 30g	生半夏 30g	薤白 20g
人参片 30g	蒲黄 10g	五灵脂 10g	怀牛膝 30g
茯苓 45g	泽泻 30g	生黄芪 45g	九香虫 10g
酒萸肉 30g	生龙骨 30g	生牡蛎 30g	细辛 10g
赤芍 20g			

用法： 上药煮取煎剂，每次 100mL，每日 3 次。

服用 7 天后，气喘气短、胸闷进一步改善，双下肢肿胀渐消，胃纳部分改善，量稍增，夜间睡眠改善，整晚可平卧休息，仍需夜间吸氧，大便偏干，日 1 解，费力，小便正常。心脏彩超提示肺动脉高压减轻，但 EF 值仍偏低 35％。此过程已停用扩血管药物及利尿剂，仅静滴生脉注射液。

3 月 28 日三诊

破格救心汤、四君子汤、橘枳姜汤合方以温益三阴、泻肺逐饮降逆。

中药处方：

黑附片 30g	姜炭 30g	酒萸肉 30g	生龙骨 30g
生牡蛎 30g	人参片 30g	炙甘草 60g	葶苈子 15g
化橘红 45g	赤芍 30g	生黄芪 45g	桂枝 20g
茯苓 30g	生白术 45g	泽泻 30g	怀牛膝 30g
大枣 20g			

用法： 上药煮取煎剂，每次 200mL，每日 2 次。

出院时复查胸腹部 CT 提示：心包积液少量，胸腔积液及腹水基本吸收；心脏彩超提示：肺动脉压力降低仍未正常，但 EF 值仍偏低 35％。14 天服用后气喘气短、胸闷基本消失，基本生活无碍，双下肢肿胀已消，食纳改善，量仍少，喜素食及辛辣之品，夜休改善，整晚可平卧休息，大便时正常、时干、时偏稀软，日 1 解，稍费力，小便正常，此过程仅服用沙库巴曲缬沙坦、三益丹。

会诊治疗方案

逐症分析，由博返约：

1. 患者幼年多病——元气亏虚。

2. 高血压病、冠心病、扩心病病史——三阴本气不足。

3. 心包积液、双侧胸腔积液、腹水——局部大实证，阳不化水。

4. 精神疲倦，胃纳差，进食量少——太阴己土之气不足。

5. 食后呃逆连续——阳虚水困，中气虚极，胃气逆上。

6. 胸闷、气短，发作性胸痛——寒湿之气逆上，局部络脉不通。

7. 时有气促，夜间加重——阳气不足，肾主纳气失司。

8. 双下肢重度凹陷性浮肿，尿量正常——元阳不足。

9. 入睡难——阳不入阴。

10. 舌质暗，苔根腻滑——阳气不足，寒饮、痰浊、瘀血内生。

11. 脉象提示厥阴下陷、气滞气郁。

问题回答：

1. 患者三阴皆虚，应以哪一方面为主治疗？

答：患者三阴虚寒，经过前面的治疗，阳化水之功较前增强。之后的治疗可以转为增强三阴本气，用三阴寒湿方进行治疗。

2. 患者发病初始，亦考虑运用大破格救心汤，但结合年运体质，担心元气虚极，而使用来复汤，是否判断正确？

答：①若是确属元气虚极，阴阳离决，是可以用大破格（大破格救心汤）的。

②如果是因为年运、体质禀赋特点而不宜用大破格，应考虑其影响。五运六气因时因地而变化，南方土气薄，用了大破格会出现阳复太过化热，而陕西是否可用，要根据气候及当地用药经验来判断。

③患者元气虚极，矛盾集中在少阴本脏——心出了问题，太师父曾说，四逆汤能治亡阳，不能治肝脱，来复汤能治肝脱，不能治亡阳，把二者结合起来的破格救心汤才疗效更好。此例患者，心慌、气短、动则加

重，都是厥阴风木疏泄太过、气液耗散的症状，用来复汤收敛气液后元气可以增强，结合使用的其他药物，疏通了元气运行的通路，故症状均缓解；患者心脏病病史应该已经很久了，却没有太多急性发作，说明元气一直处于低水平的平衡状态，用来复汤恢复元气及疏通道路后症状即可消失。但是用来复汤，更深层的少阴虚寒的问题并未触及，如果一开始就使用平剂破格救心汤加味可能效果更快更好（例如：16 日初诊用药后，18日还是胸痛发作了，是因为来复汤是收敛元气，葶苈大枣泻肺汤合苓桂术甘汤偏重于在太阴界面治水，而患者的体循环瘀血症状实是因阳虚水泛所致，胸痛是因局部瘀阻严重所致，应以温阳利水、疏通局部瘀阻为主，故胸痛仍发作；二诊改用瓜蒌薤白半夏汤，局部疏导的力量增强后，胸痛发作减少）。

3. 进食后的呃逆频作，是否为土气败亡之象？很多脑卒中危重证型患者易容易出现此类症状，如何理解？

答：危重患者可以考虑是土气即将败亡，胃气上逆所致；无论是脑卒中晚期或是其他疾病，均是此机制。

4. 临床症状均不同程度改善，但左室射血分数仍偏低（35%），治疗前后无变化，如何通过下一步治疗来改善？

答：需要进一步增强本气，EF 才可能上升。

吕英主任答疑

问：这个患者下一步的治疗方案，师父有没有重点或者以哪个方为主要治疗方，为什么是以三阴虚寒湿方为主？

吕：分析了这么多，你们认为应该往哪个方向去治？

答：应该还是回到先后天两本，火生土、土伏火，还是要走到这一步。

吕：用什么方？

答：三阴虚寒湿方和破格救心汤合在一起？

吕：三阴虚寒湿方是合了破格救心汤的。患者有心包积液、胸腔积液，首先考虑什么病机？

答：考虑三阴气化失司，元阳不足，寒热内生，水液内生。

吕：水液内生为什么不用小青龙汤呢？小青龙汤也是这个道理呀。

答：这个患者我们考虑是水饮射肺。考虑到他年龄大了，我们就想把这个临床主症改善得快一些，因为患者晚上不能平卧，睡眠不宁，面色黧黑，口唇发绀，端坐呼吸，三凹征也出现了。他肺部憋闷，胸廓呈桶状胸，就想把他肺胀满的状态改善得快一些。

吕：可以用这个方，但是这个水液从哪里来的？是单纯的水饮证吗？还是说你们看到积液才这样判断的？

答：寒湿阴霾逆气。

吕：对，要这样想，是什么气把患者顶成这样了？出现气短、痛，是什么逆气？这是非常典型的温氏奔豚汤的指征。顶上去的叫寒湿阴霾逆气，并不是水饮，所以一定要搞清楚。患者的气短、痛、憋闷，包括呃逆的症状，都是这个气逆上去引起的。寒湿本来就是往下走的，是属阴的，那为什么会逆上？

答：水不涵木，木气上冲。

吕：寒湿随厥阴风木之气直升，直升顶到哪里？四季五方一元气的哪一方？是南方。如果说顶到南方，那么久了会化热，如果出现了这样一个情况，属于什么证？

答：水热气结证。用双苓方、猪苓汤？

吕：用猪苓汤的前提是阴不够，这个患者是阳不够。这种情况下我们看到水饮、化热了，就用真武汤。所以太师父治疗这一类的疾病，治根肯定是用破格救心汤，患者一旦出现厥阴风木无限地直升，顶在南方，尤其是出现呃逆一类的症状，比如脑卒中等危重疾病的患者，经常出现这种元气要脱的征象。

这时候降是没有任何意义的，降不下去，因为根已经脱了。这种情况下，就要用温氏奔豚汤，我们大部分人把温氏奔豚汤简化为三阴虚寒湿方，叫三阴虚寒类方。我记得很多人就分不清三阴寒湿方与三阴虚寒湿方之间的不同是什么？这些在《中气与临床》这本书里写得非常清晰。

心主血脉、肺朝百脉，这种患者血脉肯定是瘀的，憋住了，有热了，这时候加什么呀？太师父 2004 年有提到过。这个患者胰腺的情况也不太清楚，肺部、胆囊、小肠都有问题，针对这些部位的显象你会想到什么？病机会往哪一方面发展？

答：阳明。

吕：我们治疗胰腺炎、胆结石等用哪个方？

答：大柴胡汤。太师父治疗心脏问题用赤芍和桃仁。

吕：是桃核承气汤，桃仁、桂枝、大黄，等于我之前说的圆的切线（方药），治对了一部分切线的病机，能恢复患者一部分失常，所以是有效的。但是我们来治或者走太师父这条医路，他的理是很清晰的，分析出病机就用对应的方，用药也是固定的，而且病情扭转得非常快。

那么这个患者的呃逆，我们到底是从中气入手、还是从元气入手呢？我讲一下当年在南方医院的一个患者，是一个甲状腺功能减退的女孩子，每次来就诊都是躺在床上的，轮椅都不能坐。甲状腺功能减退的患者三阴本气肯定是不足的，但是她的嘴巴就像鱼一样不停地吐泡泡，泡泡可以很大，大到里面压力太大自己破掉，接着又是一个泡泡。当时考虑患者甲状腺功能减退，又不能吃饭，就想从中气入手，但是吃了第一次开的药，效果并不好，第二次患者来的时候我就问太师父，我有这么个患者疗效不是很好，他听完马上就说了一句"温氏奔豚汤"，我一下明白了元气和中气之间的关系。

当时我看到这个患者的象就是元阳无法振奋，太阳寒水之气形成的寒湿阴霾，直接随厥阴风木直升了，所以我们要牢记寒湿阴霾逆气直升。大家回去好好看一下温氏奔豚汤的解释，要求大家一定要反复背诵。

在这个基础上，患者一旦出现中阳不够，厥阴肯定是寒的。这个时候吴茱萸、沉香、砂仁、紫油桂这 4 味药温中降逆、破沉寒痼冷的作用，你在临床就能有深刻的体会，用这些药的前提是有前面那个方的病机，并且和相应的药对应。

根据患者这个向阳明发展的病机，那么葶苈大枣泻肺汤对治的肺已经是有实证了，必须要开，一旦实到这种地步，我们一定要考虑阳明怎么给出路，还有寒湿阴霾的气化。

既然是寒湿阴霾逆气，那是三焦的气化吗？我们不能看到水停就这样去解释。所以大家把"痰饮水湿"这几篇再看几遍，包括治黄汗的芪芍桂枝汤等。那么为什么这个时候要加黄芪？牢记李可中医药学术思想七大条。我们治疗急危重症的时候，是两条路去打仗——先后天两本，而且是寒温熔于一炉的。一旦不是这个邪正关系，马上就回到中气、根气、萌芽，只守着这三个方面，从一个方向入手。太师父、《伤寒论》、明医堂的这些方，不管怎么搭配，永远是护着这三要素的，吃了不会让人不舒服，伤本气的情况也极少出现，但不是百分百保证。

抓住三要素里面的一个作为主战场，围绕着一个主战场，这个战场一定是一个六合的时空，不是平面，一定是一个大的圆的时空，若理解为平面就不是《伤寒论》了。比如说《伤寒论》第 21 条（太阳病，下之后，脉促胸满者，桂枝去芍药汤主之），桂枝汤这个证陷进去，患者脉促胸满了。但在这个方里面，唯独芍药是偏凉的，那脉促代表的是什么，胸满又代表什么？既然去掉芍药，而且是针对甲胆，那就说明胸满是个虚证，阳气无法振奋的胸阳不够，所以去芍药。

接下来第 22 条，还是桂枝汤证，六合内往里走，一定是在六合里面转。在里，在内，在深，不管从哪个方面进去的，进去之后，本来是太阳之后是阳明，如果没有向阳明方向发展，就还在太阳这个界面，胸阳无法振奋，但不能伤，基于这一条，我们就能明白只要往少阴去治寒水，就可以截断阳明病势，并不一定要用其他药。

再往里陷，原文给的是微恶寒，如果这个证由桂枝去芍药汤证再往下陷，出现身厥、脉微细、但欲寐、恶寒，这个证就全部变成少阴界面的虚寒证，但不是四逆汤证。这个条文、这个证还在，所以往里陷出了微恶寒的症状，表证也在，所以不可能形成完全的四逆汤证，但是有一部分气已经形成了微恶寒。我们所说的肢体痉挛、恶寒、但欲寐这一类症状，包括烦躁，就提示病机在向三阴界面发展。里面、太阳最底处，是标本中的相表里的少阴，所以再进一步虚化、寒化，只是桂枝汤证顺着同一个病机线路，到达不同的战场，即不同的界面，发生了相应的变化，这个时候给的就是干姜、附子、炙甘草。如果桂枝汤证往里陷热化，就是芍药甘草汤证。但是往里陷又寒化，是什么？芍药甘草加附子汤证。

医案 23 | 河图中五太阴阳明土气不足是发热持续之源

——乙型肝炎肝硬化活动性失代偿期

会诊单位：河南中医药大学第一附属医院脾胃病科。

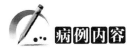 **病例内容**

姓名： 郭某，性别：女，年龄：47 岁。

现病史： 4 个月前出现身目黄染，乏力，饮食差，于汝阳县人民医院查 CT 示：肝硬化、腹水、脾大，食管下段周围静脉曲张，给予恩替卡韦片抗病毒治疗，症状进行性加重。2 个月前出现身目黄染加重，极度乏力，大量腹水，恶心，无食欲，于我院就诊，诊断为"慢加亚急性肝功能衰竭，乙型肝炎肝硬化失代偿期"，给予抗乙肝病毒、纠正低蛋白血症、利尿及保肝治疗。治疗 22 天后患者觉病情好转出院。2 天前受凉后出现发热，体温最高 38.4℃，伴有前额疼痛，咽痛，无恶心呕吐、咳嗽咳痰、腹痛腹泻等不适症状，自行服用连花清瘟颗粒后，体温恢复正常，1 天前发热、头痛再次出现，体温 38.5℃，偶有恶寒，为进一步治疗来我院，由门诊收入我科。

刻下症见： 患者神志清，精神差，身目黄染，乏力困倦，恶心，纳差，无食欲，间断发热，偶有恶寒，咽痛，前额疼痛，眠可，大便正常，小便日 3 ~ 4 次，色深黄。近期体重无明显变化。舌脉：舌质红，花剥苔，脉细数。

既往史：胆囊炎病史 10 余年，乙肝病史 10 余年。

家族史：母亲患乙型肝炎。

专科体格检查：肝病面容，巩膜黄染，肝掌、蜘蛛痣阳性，腹部稍膨隆，未见腹壁静脉曲张，腹壁紧张度正常，上腹部压痛，无反跳痛，余无异常。

中医诊断：①肝积，肝肾阴虚证。②黄疸。

西医诊断：①乙型肝炎肝硬化活动性失代偿期（门静脉高压、脾大、腹水）。②慢加亚急性肝功能衰竭。③布鲁菌病。

中医治疗：中医四诊合参，辨病为肝积、黄疸，辨证为肝肾阴虚证，中药以"补肝益肾、清透伏热"为治法，方以六味地黄汤合清骨散加减。

处方：

地黄 20g	酒萸肉 12g	山药 30g	牡丹皮 12g
泽泻 15g	茯苓 15g	茵陈 30g	青蒿 12g
知母 12g	鳖甲 10g	银柴胡 10g	地骨皮 12g
胡黄连 10g	赤芍 20g	金钱草 30g	海金沙 30g
炒鸡内金 20g	醋郁金 12g	北柴胡 20g	

患者服药后仍发热，最高体温：40℃。

处方：

石膏 30g（先煎）		乌梅 20g	白芍 20g
黄芩 12g	柴胡 20g	生地黄 30g	酒萸肉 15g
炙甘草 15g	生甘草 15g		

患者昨夜服药后热退，至今发热尚未反复。

目前存在的问题：

1. 患者持续发热不缓解的原因？

2. 后续该如何辨证用药？

会诊治疗方案

逐症分析，由博返约：

1. 患者有肝硬化失代偿期病史，身目黄染说明是三阴虚寒兼热化变证，土气虚，土中郁热、瘀热已向阳明、血分发展。

2. 乏力、恶心、纳差，说明太阴己土之气不足，厥阴风木横逆中土；结合舌象同时有阳明阳土伏热，壮火食气、胃气失降。

3. 每日上午 10 时、夜间 23 时左右出现发热，发热前有寒战，最高体温 38.7℃，结合咽痛，前额疼痛，考虑为元气不足，厥阴中化太过之火兼阳明伏热。

4. 舌淡红，左后侧黄腻苔，余无苔，说明阴分不足；脉细数，说明内有伏热。

综上所述，患者肝硬化失代偿期病史，纳差、乏力、恶心、腹水、发热，矛盾集中在中气萌芽的虚损及局部大实证。须截断萌芽欲脱之端倪。

处方：

人参 30g	山萸肉 30g	甘草 30g	炙甘草 30g
茯苓 30g	赤芍 60g	楮实子 60g	乌梅 15g
石膏 15g	竹茹 5g		

用法：每日 1 剂，每剂加水 900mL，一直文火煮 1 小时以上，煮取 150mL，分 2 次服。

之后根据症状指标分析病机而定。

吕英主任答疑

问：这个患者是受凉之后出现的发热，能否在中药里面加一些解表的药物？

吕：这个病并不是要解表，而是要用升降散。你们今天开的那个方是对的，思路很清晰，患者现在也已经退热了。这个患者在治疗的过程中，如果出现肝功能损害，需要扶正的话，那就用来复汤。祛邪的话需要考虑温病的本质就是郁热，而郁热的根本原因就是津和液的不够，从土这一块降、泄、疏、散、宣、透，六合都有了，也就有解表的作用。

医案 24 | 三阴虚化热化变证兼局部大实证

——2 型糖尿病，糖尿病性周围神经病变

会诊单位：海口市人民院中医科。

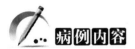 **病例内容**

姓名：王某，性别：男，年龄：84 岁。

初诊日期：2021 年 5 月 11 日。

主诉：反复口干多饮 5 年，双下肢肢端麻木 1 周。

现病史：患者于 5 年前无明显诱因下出现口干多饮症状，饮水后未能解渴，多尿，最多每日 8 次，每次尿量 200～300mL，无眼震，无突眼，无多食，无发热，无多汗。经多次测空腹血糖均高于 7.0mmol/L，最高达 18.0mmol/L。曾在外院就诊，口服降糖药物控制血糖（具体药物不详），未系统监测血糖。1 周前患者口干多饮症状再发，伴双下肢肢端麻木感，呈袜套样对称分布，视物模糊，头晕、头重。

患者为求进一步治疗，由家人带来我院就诊，门诊随机血糖：14.0mmol/L，由门诊以"2 型糖尿病，糖尿病性周围神经病变"收住院。自此次起病以来，患者精神一般，偶感头晕，颈肩酸痛，无咳嗽、咳痰，无多汗，无腰痛，无畏寒发热，食欲、睡眠欠佳，小便量多，大便干结难解。患者近半年体重减轻5kg。

刻诊：精神疲倦，口干、口渴，喜温饮，饮后不解渴，无汗，咳嗽、咳黄绿色黏痰，气短，能平卧，睡眠差，眠浅易醒，胃纳差，进食量少，大便2~3日1行，成形偏干，夹鲜红色血（痔疮病史），无明显怕冷怕热，多尿，每晚3~4次，无尿急尿痛。舌质淡红，舌苔薄黄，有裂纹。脉滑，寸脉弱。

既往史：既往肺气肿、肺结节病史多年，否认冠心病等慢性病病史，否认肝炎、结核传染病病史，无输血及输血制品史，预防接种史不详。

手术史：曾因前列腺癌在我院行手术治疗（具体不详），曾在外院行"白内障"手术（具体不详）。

体格检查：T 36.3℃，P 82次/分，R 20次/分，BP 144/72mmHg。神清语明，慢性面容，查体合作。双肺呼吸音弱，未闻及干湿性啰音。心前区无隆起，未触及震颤，心脏叩诊浊音界不大，心率82次/分，律齐，心脏各瓣膜听诊区未闻及病理性杂音。腹肌软，右上腹有压痛，腹部平坦，无压痛及反跳痛，肝、肾区无叩击痛，移动性浊音（-），肠鸣音正常。双下肢无水肿。双下肢肢端浅感觉减退，生理反射存在，病理反射未引出。

辅助检查：2021年5月11日入院急查：钠：132mmol/L；葡萄糖：29.16mmol/L；急查血常规未见异常。大便常规：隐血：阳性；2021年5月12日生化全套：葡萄糖：14.24mmol/L；尿素：7.20mmol/L；总蛋白：58.90g/L；白蛋白：26.90g/L；尿常规+沉渣分析：粒细胞酯酶：（+）；糖：（+）；血生化全套：糖化血红蛋白：13.70%；尿微量白蛋白肌酐比值：微量白蛋白：135mg/L；尿白蛋白/肌酐：23.45mg/mmol；血常规、肾功能、血脂、电解质、心肌酶谱未见明显异常。

2021年5月12日心电图：①窦性心律。②正常心电图。2021年5月12日腹部彩超：胆囊多发结石。肝脏、胆管、脾脏及胰腺未见明显异常。2021年5月11日血管彩超：双侧颈动脉内中膜不均匀增厚伴颈总动脉斑块形成。双侧椎动脉管径不对称。右侧椎动脉管径细小。右侧锁骨下动脉斑块形成并开口处狭窄（＜50%）。2021 年 5 月 11 日心脏彩超：主动脉瓣增厚、回声增强并少量反流考虑：退行性心瓣膜改变。二尖瓣、三尖瓣、肺动脉瓣少量反流。左室舒张功能减退。左室收缩功能未见异常。2021 年 5 月 12 日胸部 CT：左肺下叶结节灶，与 2017 年 8 月 15 日 CT 片对比为新发，考虑肺癌可能性大。双肺继发型肺结核（纤维索条钙化灶为主），较前相似双肺上叶多发肺大泡。双侧胸膜局限性肥厚。主动脉及左冠状动脉局部钙化。

中医诊断： 消渴（脾胃气虚夹瘀）。

西医诊断： ①2 型糖尿病，糖尿病性周围神经病变。②低蛋白血症。③胆囊多发结石。④肺癌？

西医治疗：

人血白蛋白输注，纠正低蛋白血症对症支持治疗，患者血糖偏高，予胰岛素泵持续泵入控制血糖，依帕司他片 50mg（每日 1 次）营养周围神经。

中医治疗：

针对患者咳嗽、咳痰，大便夹有鲜血的情况，予升降散合泻白散加减。

处方：

大黄 10g	姜黄 10g	蝉蜕 10g	僵蚕 10g
桑白皮 15g	地骨皮 10g	甘草 10g	五味子 10g
陈皮 15g			

用法： 水煎服，1 日 1 剂。

5 月 17 日药后：精神仍疲倦，口干、口渴，喜温饮同前，饮后不解渴及无汗同前，咳嗽转为夜晚 8～9 点明显，咳黄绿色黏痰转白色黏痰，仍有气短，睡眠差同前，胃纳较前稍好转，大便 1～2 日 1 行，成形偏干，无便血，无明显怕冷怕热，小便正常。

目前存在的问题：

1. 针对患者目前咳嗽、咳痰、气短，便血情况，如何从气一元论进行辨证分析？

2. 下一诊的治疗思路应该如何调整及后续方药如何？

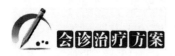

逐症分析，由博返约：

1. 结合患者糖尿病，肺气肿，肺结节及前列腺癌病史——三阴本气不足，虚化、热化变证及局部大实证。

2. 精神疲倦——元气不足，壮火食气。

3. 纳差，进食少，口干喜温饮——太阴己土之气不足。

4. 口渴，饮后不解渴，大便成形偏干，无汗——太阴阳明土气大虚，阳明经热兼肾水不足。

5. 咳嗽、咳黄绿色黏痰，气短——肺局部实证，肺胸膺膈肋阳明不降，局部有燥热火邪。气短同时需考虑厥阴风木疏泄太过，元气不敛。

6. 眠浅易醒——阳入阴浅。

7. 大便夹有鲜血——土气不足，中气、厥阴下陷形成血分伏热。

8. 舌质淡红，苔薄黄，中有裂纹——虚实夹杂。

综上所述，患者元气、土气不足，现纳眠差，咳嗽、气短，主要矛盾为元气不敛，厥阴风木疏泄太过，故予人参、生山茱萸固元气，助升发；患者肺癌可能性大，局部实证，予木防己汤开肺胸膈膺肋阳明；熟地黄、茯苓、五味子乃引火汤其中一条加强元气化生之线路，同时截断水浅不养龙之邪火的源头。

处方：

人参 15g	生山茱萸 15g	防己 10g	石膏 10g（先煎）
桂枝 5g	赤芍 10g	姜炭 10g	熟地黄 30g
茯苓 10g	五味子 3g		

用法：每日 1 剂，每剂加水 700mL，一直文火煮 1 小时以上，煮取 100mL，分 2 次服。

吕英主任答疑

问：请师父再讲解一下该如何理解本气。

吕：先天肾气和后天胃气实是混元一气。这个混元一气无法抟聚，用对元气的认识方法去认识就是先天起点起不来、出不来，它没法振奋，所以必须要让原动力先出来，才能够把异常的风定住，这个元气是"坎为水"，水能涵木、生木，我们的治疗增强的是这个不足的元气。

元气外面是阴，阴来源于先天的坤卦，是河图运行以土为中心论的土，但它表达的是坤卦：厚德载物。中一阳爻源自先天的乾卦，这个是人力不可为，撼动不了的，我们治病能够利用的就是这一方面。

能够振奋先天起点的药就是附子。火土化合，在化合过程中天气往下降、地气往上升，处在中间的就是彭子所说的中气。如果中气动不了，原动力启动不了，那么元阳不足，土里面的阳肯定也是不够的。阳不够生寒，同气相求，中气有太阴和阳明，太阴寒了是因为元阳是中阳的根，它是来煦中阳的。

"太阴之上，湿气治之"。中土这一团气中的阳明是燥气，所以一旦有火它会更燥，胃喜润，它需要阴的这种力、润的这种力，因此也最易导致温病。

阳明多气多血，它的本体是液、津、血，"治痿独取阳明"反映的就是液不够、阳明的本体不足，这个时候温病的本质就是津和液的不够，津液的亏损形成了郁热，所以"降、泄、疏、散、宣、透"就能把这个结打开。

阳明和太阴对应中轴，但在十二经气图中它们位于最靠近中轴的两个轨道上，阳明在右边要降，太阴在左边要升。阳爻与阴爻构成八卦，生四象就生成了太阳、少阳，太阴、少阴，没有阳明，这是因为事物要发展，发展到一个极致一定会转化，不会一直增长，在转化的过程当中盛的它要衰、长的它要消。在转化的过程当中这个气不是消失了，而是体现了开阖枢中的"阖"，所以它有一个特性是从中化，是矛盾的极致状态。阳明一旦从中就变成了一部分阳明病、一部分太阴病,阳明一旦变成了太阴病,那就发生虚化寒化了。

按照《伤寒论》的顺序,最外面一层是太阳,这层太阳是一个圆,就像我们的毛皮,再往里是阳明,这里面全是元气,要解决毛皮的太阳外感表证,就涉及我们怎么认识太阳病,那就又回到对太阳、少阳的认识。一日圆运动是一个太极图,夜尽了,就转到太极的另一面——阳,这就叫最大的阳,天亮了就是太阳。

天亮的一刹那就是最大的阳,名太阳,但是这个太阳在天亮了的时候热吗?不热,天亮的这个太阳表现为少阳的少火生气之力。人睁眼的一刹那,每一个刹那犹如一睁眼,天亮的一刹那初之气叫厥阴,体现的是少阳的少火生气之力。现在这个太阳病了,那就说明初之气升发得不好,它是从生生之源往出走,经过了土层走出来的。

初之气在升发的过程当中有一个蓄健的过程,蓄健的过程叫艮卦,等到我们看到日出的时候就已经变成震卦,阳已经出来了,但是它在土层下面,是不热的。

"非其位则邪",回到中气回到土,这个土可以体现为太阴,也可以体现为阳明,回到圆运动,回到日出,它是在日出一刹那后面的,我们看不到,看到的只是病了的象。

太阴、阳明这两个土很关键,太阳病能够往下陷,说明毛皮肤肌防御功能下降,所以一旦往里陷,在毛皮是麻黄汤证,到了肤肌就是桂枝汤证,按照普遍规律,抵挡不了才会往里掉。这个时候太阳病下陷,因为普遍规律是桂枝汤证,如果陷到土里面向阳明方向发展,那就是桂枝加大黄汤证、桂枝加芍药汤证;向太阴方向发展是小建中汤证、桂枝人参汤证,向太阴方向发展为虚寒是理中汤加桂枝证,继续寒下去就是在里的四逆汤证了。

我们认识疾病必须走进这种规律里面,继续热化就到阳明,如果到阳明直接变成胃家实,就是3个承气汤证。传不动了这就涉及主气规律中的五之气阳明燥金之气,终之气的表达叫太阳寒水之气,又叫坎卦元气,也叫少阴。

正常的夜尽了开出去就是太阳，夜尽的是厥阴，最黑暗的也是厥阴（两阴交尽），按照日出规律偏偏开到太阳的也叫厥阴，这就是胡老的观点，认为厥阴是枢，它是枢转气机的。其实就是我们说的开到是太阳，体现的是少火生气，它又是初之气，也叫厥阴。太阳开得不好，小孩睡了一觉起来发高热了，那就说明厥阴阖得不好，夜尽的时候厥阴没有阖回去、开到正常的太阳，而是开到一个高热的太阳，此时就看我们需不需要去处理这个厥阴。比如癌症的患者，我们反复问他发不发热，就是在判断厥阴有没有阖回来，厥阴包括甲乙木肝胆，肝胆内寄相火。这个相火一旦飞离出来，在疑难杂病里体现的往往就是发热，而且这个发热不用消炎药是控制不住的。这种发热是因为本气太弱，这是临床的难点。

患者病情危重的时候我们这样问是判断厥阴的本气有多少，能不能让厥阴去升发，像中风的患者就已经没有本气去升发，这是朱丹溪的观点。

我们之前接诊过一个 30 多岁丧失性功能，同时伴有抑郁和消化道出血的患者，就是因为他的厥阴把元气疏泄得太过，犹如榨干了一样。元气是生中气的，这些患者可以见到便秘，但是不能吃一点凉的食物，元气没法生中气了，所以很多人胃炎就来了，那我们这个时候就要收敛元气。张锡纯用芍药、甘草和人参、山萸肉来收敛这个元气，人参、山萸肉把气液固住了，接着要解决甲胆这个双向的力，用的就是最伟大的芍药甘草汤。

甲胆一降相火下秘，阳根深固；甲胆一降乙木自升，生化无穷，它也是所有常规发热的源头，如果阳根不固，那么它也是生寒的源头，因此它是寒热的源头。这就是为什么没办法治的患者，我们一定是用芍药甘草汤，然后再考虑中轴，这个时候既然降了甲胆，就要考虑中气里的太阴能不能耐受，如果患者一点凉都受不了，但是有便秘，需要支援太阴就用白术和芍药甘草汤，寒热的源头给了、生机给了、阳根已经深固了，再解决这个中轴就可以了，但是定这个轴建立的是太阴和厥阴，这就是益土载木大法。

本气自病，毛皮里面全是元气，元气不够如何体现？怎样去扶正？祛邪用麻桂剂。虽然是太阳病证，但体现的却是厥阴风木和缓有序升发的失常，回到自然规律，要解决这个失常一定是通过土载木的方法，这也是河图的观点，中间这个就是土，我们所有的运行都是靠土的，麻黄汤既然是土载木法，在最表扶正的这个药为什么不用生甘草？麻黄汤、桂枝汤、白虎汤、调胃承气汤都是用炙甘草，四逆汤也用炙甘草，是因为它已经加强了阳明作为人身第二道防线的功能。

张仲景为什么这么给药？我们要明白这其中的规律，因为阳明跟太阴最近，借钱就要跟太阴借，到了少阴本气更少了，水少了，阴分不够就生热，把水增足了就行了，这个时候要阖阳明，因为它是水之上源，有热肯定是阳明阖得不好，南方就表现出火、热、燥。

阳明阳土本气自病，这个土先虚了，生燥热，热到极致就会化毒，比如四妙勇安汤。要解决阳明阳土的虚，用的是生甘草，出现火热燥毒的根本原因是阳明本气不够，本气充足就能金生丽水，如果给了生甘草还解决不了就加桔梗，桔梗能升提中气，升散郁火，也可以降，降的前提是土气不虚。升陷汤、升阳散火汤都是在这样一个基础上给的方，那么李东垣生甘草、炙甘草同用的目的我们就能明白了。

河图运行以土为中心论，为什么没有十？十去哪里了？九九归一，一定是经过土，一定是通过双螺旋运动才能回到北方的水。生命之象都是坎卦显现不同的象而已，所以治病一定要阖回来，太阳病了其实是厥阴风木升发失常，如果益土载木不能解决，就用滋水涵木的方法。我们研究出了一个方药，既可以土伏火，又可以土载木，又可以水涵木，这就是明医堂泥丸方。

一周后疗效反馈：

患者服药后咳嗽、气短消失，便血消失，精神明显好转，已出院。

医案 25 | 阳明本体液津血不足是形成痿证的主要矛盾

——运动神经元病，肌萎缩侧索硬化症

会诊单位：西安市中医医院脑病科。

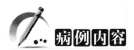 病例内容

姓名：黄某。**性别**：男。**年龄**：47岁。

主诉：双下肢无力4年余。

现病史：患者2017年11月无明显原因出现双下肢沉困乏力，呈进行性加重趋势，上下楼梯时抬腿动作费力，严重时下蹲、站起动作完成困难，需借助上肢力量支撑完成，容易摔倒，始终无肢体麻木疼痛等异常感觉出现，同时发现双下肢及双侧臀部肌肉逐渐萎缩，先后就诊于陕西省第四人民医院、西安市红会医院、第四军医大学西京医院等，经西京医院初步诊断为"炎症性肌病"，给予营养神经等治疗，症状无改善，症状仍进一步加重，双下肢无力，下蹲后不能站起，肢带肌及四肢近端肌肉萎缩。患者欲求中医治疗，遂来我科。

刻诊：双下肢无力，蹲下后无法自行站立，下肢近端肌肉跳动感，全身多处肌肉萎缩，劳累后腰部酸困疼痛，无尿便障碍。近日可疑受风后鼻

塞，流清涕，头痛。平素怕冷、双下肢尤甚，夜间口干，喜饮温水，饮后解渴，无口苦，夜间睡眠可，大便质黏，1次/日，夜尿1次/晚。舌脉：舌质暗红，舌体胖，边尖郁红，细小浅纹，舌根薄黄腻，脉弦。

既往史： 鼻炎病史4年。腰椎间盘突出症、颈椎间盘突出症4年余。

专科检查： 四肢肢带肌及近端肌肉萎缩，四肢肌张力减弱，双侧股四头肌可引发肉跳。四肢深浅感觉查体正常。四肢腱反射对称（+），右侧长束征（+）。

辅助检查： 肌电图：左侧腓神经近端CMAP波幅较远端降低50%以上，双侧腓神经F波出现率、潜伏期正常，BMG；所测诸肌均可见纤颤。收缩时左侧胫前肌、三角肌、股直肌运动单位电位均时限缩窄，左侧三角肌运动单位电位平均电压降低，左侧股直肌多相电位增多。

2017年7月10日心肌酶谱：血清肌酸激酶测定：CK：223U/L↑，血清碱性磷酸酶：AKP158U/L↑。2021年4月10日颅脑MRI：①双侧颞叶多发腔隙性脑梗死。②脑白质脱髓鞘（Fazekas2级）。③左侧上颌窦及筛窦炎。④$L_{4/5}$及L_5/S_1椎间盘膨出，伴L_5/S_1椎间盘突出（右侧椎间孔型），右侧神经根受压，右侧椎间孔变窄。⑤骶管囊肿。

2021年4月12日肌电图：①左侧尺神经中度病损，运动、感觉均累及，轴索改变，符合尺神经肘部病变电生理特点。②双上肢F波异常。③右下肢H反射异常。④双侧股神经诱发波幅减低，左侧股直肌动作电位减少，余所检近端肌肉动作电位个别方向可见多相波增多，请结合临床。

中医诊断： 痿病，三焦气化失司、脂膜分肉郁热。

西医诊断： ①运动神经元病（肌萎缩侧索硬化症）。②炎症性肌病。③腔隙性脑梗死。④脑白质脱髓鞘（Fazekas2级）。⑤腰椎间盘突出症。⑥骶管囊肿。

中医治疗：

以三焦气方加减，组成如下：

酒大黄10g	熟地黄90g	山茱萸30g	茯苓15g
泽泻15g	制附子10g	肉桂10g	炒白术45g
生黄芪45g	升麻10g	柴胡10g	桔梗6g

| 桂枝 10g | 乌梅 10g | 僵蚕 15g | 皂角刺 15g |

金银花 30g

用法： 7 剂，煎药机煎药，每次 200mL，每日 2 次。

目前存在的问题：

1. "治痿独取阳明"的正确理解，如何指导临床？

2. 本患者的辨证治疗是否准确，此类疾病在不同阶段如何把握扶正与攻邪之间的分寸尺度？大剂量的生黄芪什么状况下使用？

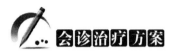

会诊治疗方案

患者元气不足，结合舌象及年运，考虑内有阳明伏热，故考虑当前主要矛盾为太阴虚寒、阳明伏热、少阴阴阳俱损，矛盾集中在阳明本体液津血不足。液一旦枯了，营在脉内，那么脉内的血首先是少的，血少—血凝—血枯—血涩—血瘀，那么久了肯定会有血热，脉内是这样，那么脉外出现了相对的卫气不用，就表现为卫阳虚的相应的象（此患者的过敏性鼻炎），故予明医堂炙甘草汤。

明医堂炙甘草汤方解：

1. 逐血痹——重剂生地黄一斤，250g。这样一个阴药，原方佐它的药是清酒和桂枝。太师父说这两味药可以防止阴药影响人的生机。一旦有这些药，就不用担心患者没有春之发陈和夏之蓄秀的力量。患者元气不足，加蒸附片 30g。

2. 恢复水之上源——木防己汤。双下肢乏力，属于痿证。"治痿独取阳明"，液又是枯的，这样就回到了温病的体系，一定是水之上源不足。因此合了《金匮要略》的木防己汤。木防己汤把肺胸膺膈肋的这一个阳明—水之上源不通的道路疏通之后，水就能够往下流了，也就是金能够生水了，就能增强元气。

3. 乌梅、五味子、山萸肉，三味酸药合用对治异常的君相二火和木生火而太过之火，因为有乌梅加了僵蚕，立足皮、肉、筋、脉、骨五体，解决这五体之间所有脂膜当中的湿热火秽毒。山萸肉又可以蓄健萌芽。这样就形成了这个患者的一个圆运动。

4. 开散降敛、化生元气—石膏、五味子。有麦冬，有五味子，有人参，生脉饮有了。石膏、五味子，这两味药一个开、散、降，一个往回收，对治人体飘出去的阳发生的一点点热化，通过五味子的收，能够直接化生出元气。

问题回答：

1. "治痿独取阳明"的正确理解，如何指导临床？

答：治痿独取阳明，但不是治痿单单只取阳明，临床除了从阳明治疗，还有从大气、元气进行治疗，本例患者，解决了阳明、血分伏热之后，也是要转到大气、元气治疗的。

2. 本患者的辨证治疗是否准确，此类疾病在不同阶段如何把握扶正与攻邪之间的分寸尺度？大剂量的生黄芪什么状况下使用？

答：根据患者的元气情况、天地规律用药，也就是结合患者体质、年运特点用药。大剂量的黄芪、附子要在解决阳明伏热之后使用。

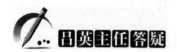 **吕英主任答疑**

问：在 2013 到 2015 年间，我们科治疗吉兰 – 巴雷综合征后遗症、运动神经元病，还有重症肌无力这些疾病，尽管病很难治，但这个时候患者的脉证是比较易理解的。我们认为痿证，它是大气的亏虚，患者的脉是以沉细弱这一类为主。

但很明显的是 2015 年以后这种大虚证的患者，反而都表现出伏邪的脉象，所以这个患者当时我们就考虑他的脉象、舌象表现出来的，更多的是一种伏邪郁在身体里，上中下三焦都有，是三焦整个气、津、液气化的失常。

过去我们也用了很多扶正气的方法，包括大剂量的黄芪，但好像用不用结果都是一样，您也说了要把道路扫清，包括李老过去一直跟我们说的"阳明为人体最大的降机"，只有把这条路上的邪气、伏邪、瘀热，把这些东西扫清了，然后咱们的水道、气道、血道、络道这些都打通了以后，阳明阖回来，元气才能回归到生命的根本，回归到坎卦里面去。

但是伏邪的尺度我们很难把握，攻邪过了怕伤正，攻邪不够觉得补了气反而助长了这些伏热、瘀热。因为患者气机不通的话，用了补益的药之后反而瘀热会加重，这是一个问题。

还有关于"治痿独取阳明"，就是说我们是不是还是要回到太师父说的"阳明为人体最大的降机"，不论用什么样的方法或者八法中的任何一个方法，我们的最终目的都是让元气回到它起始的地方，其实就是您说的"阳明阖，坎水足""厥阴阖，开太阳"，生生不息。

吕：这个想法不对，邪正是一家，对三焦的概念理解也不对，如果这样去理解，就把人分成上中下三部分了，实则它是一个圆，就像新闻联播动画里的地球一样，在不停地转。这个不停转的球里面是六个界面的象，其实我们只能说最多理解到三维，但它不止三维。

首先三焦的概念是不对的。另外一个就是邪和正，先回到我们说的，邪是哪里来的？首先是本气自病，本气不够了。本气转到哪里就是哪里的象，哪里的象出问题了，就是那个象对应的那个地方的本气不足了。比如转到了春夏秋冬，或者八卦、十二消息卦，最简单的认识就是四季五方一元气，到了春天就春天的本气，对应的是肝，到了夏天就是心，对应了火，哪里的本气不够，不够之后，先是对应本位本气，后面就变成了它对应的邪气。

比如说"太阴之上，湿气治之"，太阴的本气不够，它对应的邪气首先就是本位本气——湿邪。至于口臭，舌苔黄厚腻，就要考虑最直接的这个湿邪，为什么变成了湿热或者湿火。所以先把这两个概念弄清楚。

我在师承班讲人体这个概念的时候，不会只画一个人站在那里的，会画胎儿，画一个打坐的，然后再画一个直立的人，分上下，最起码要从这三个角度切进去认识生命的每一口气的运行规律。因为《温病条辨》就是按照从上到中到下，给出五脏六腑对应的条文。到了下焦就阴竭了，我们今天给的炙甘草汤，除去人参、桂枝、生姜、大枣，加入白芍治阴伤，那么治疗阴分的不够，已经开始加降甲胆的药了，后面就是一甲复脉汤、二甲复脉汤、三甲复脉汤、大、小定风珠，一旦到了要用大定风珠的时候，那五味子就要用了。这就已经开始借助补阴的不够，用滋阴的药和酸味的药化合定风的药。

　　这种患者也一样，厥阴风木乱刮、乱走，刮到一定程度风火相扇，变成壮火食气，郁热憋在那里，可能耗的是血，不是气。

　　我们学习中医基本的概念，就是要把它之前的那些揉碎了，再把它揉成一团和气去理解，这一团和气病了，再把它散开，散开的每一点都是从这一团和气本身不够了之后，散成了《伤寒论》辨证体系，就是六个界面。

　　六个界面中的每一个界面，它最主要的、最普遍的那个规律，就是我们说的提纲证。在这个提纲证的前提下，它不是死的，是转的。

　　麻黄汤、桂枝汤，每个学中医的人都会用，但是能把麻黄汤、桂枝汤机制解释清楚的人并不多，比如麻黄汤的四味药应该在什么情况下用，怎么样用更合适，为什么这样去配伍？

　　在太阳界面，麻桂柴葛、栀子、五苓、泻心这七大类方，用它们的普遍规律是什么？这就是我们现在要做的一件事，知道规律之后你才能知道，在太阳界面，简单的本气不够之后最轻浅的一个病，最后可以一直发展，发展成麻黄升麻汤证，里面可以乱七八糟的，什么都不够，但是邪气进去了出不来，在人体上面可以是咳唾脓血，下面又可以是下利。

　　这样我们的思维就串联起来，串起来不是直线穿在一起，就像络穴一样，上下左右前后内外表里出入，它都是一个点散出去的，我们就不会疑惑什么时候祛邪，什么时候扶正，而是根据患者的本气，他的本气虚在哪里、有什么样的邪、为什么会有这个邪？如果说轻浅的邪，人的身体是能够协调的，不需要看医生。人的身体协调不了才会生病，但是我们需要考虑病是怎么来的。即使正气不够，为什么一定是在某个时候得病呢？这就是中医学的整体观，这个整体观是天地人，一定是由于天地之间的气和人身上的气不和谐，发生了同气相求，让不足的更加不足，过盛的能够致病，让人不舒服。记住邪正是一家。

　　这个患者下一步治疗可以用明医堂炙甘草汤。像这种患者用三焦去统病机，如果说上、中、下焦都有，有一个概念可以通达，这就是《黄帝内经》的营卫学说。"营在脉内，卫在脉外，内外相贯，阴阳相随"，营和卫是一气，只是功效不一样，各自发挥相应的功能。《黄帝内经》大约有35篇讨论了从不同角度认识营和卫，在人这个物种身上应有的象是什么。叶天士的卫气营血辨证用了营卫，但这只是《黄帝内经》营卫学说的一部分在临床上的认识和应用而已，不是全部，因为它是一刀切，认为从毛孔一直到骨髓一刀切都是温热的，没有虚寒，才能用这样的方法。

像这种患者，肌肉都塌陷了，都充不起来了，我们看到的是个虚证。我们的体会是 2013 年的下半年，七八月就出现了这一类患者，那个时候我们判断病机是虚寒，再用之前的方法治疗，没有效果，就开始转变思路。比如我们的年糕方，为什么叫年糕方呢？患者的阳飘出去之后，里面是空的，得让它回来，先用引火汤，引火汤往回走的时候，因为它需要再胶黏一点，让阳明的燥气进去，这样就把白虎法这一类的治疗阳明界面燥热火证的药加进去，就像年糕，要有一定的胶黏性，但不是软塌塌的，像稀糊糊，我们如果想让稀变稠，那就需要燥性，对应的就是阳明，所以我们的思路是这样一步一步转过来的。

一直到 2017 年，太师父走了 4 年之后我们才把炙甘草汤搞清楚，因为不知道 250g 的生地黄进入人体起什么作用，我们就试药，先自己服用大剂量生地黄，然后明白了一点点，我们就在临床用，一旦突破了这个认识，就明白了这个方是如何把上中下都打通的。

这就是明医堂的炙甘草汤，我们都知道百川汇入大海，把百川比作大的血管，生地黄的作用就是把每一个川的小的毛细血管的瘀堵推开，等于是从地球的最中心开始，往外推所有的地脉，从里往外推开这种瘀。这就是《神农本草经》地黄具有逐血痹功效之理。

这样推开的同时，因为这味药是甘寒凉润的，一定会让人出现相应的问题。所以我们一定要考虑脉外，"内外相贯，阴阳相随"的卫是要发挥阳的作用的，这个阳的作用我们在人的生机这一块概括为"春之发陈，夏之蕃秀"。那么非常优美的生机得出来才行，仲景的配伍法度，一个是炙甘草对应太阴，然后另外一个对应春天的、流动的就是桂枝和清酒。因为阿胶很贵，我当时思考了很久，怎么不用阿胶也能让这个方发挥相应的作用呢？阿胶是竣血之源，地黄逐血痹，要让它流动得好不就是竣血之源了嘛，所以就搭配了木防己汤、治疗脂膜分肉间的乌梅、僵蚕组药，方中三味酸药一起用，再一次化合，从多个方面增强元气。

有部分患者生附子吃到 150g 甚至更大量，但越吃越冷、越寒、越出汗，汗后更加畏寒。我们就知道这个药肯定没吃对，附子这一类药的道理就是让百川里面的、微循环里面的血液更加黏稠，流动得更加缓慢，伴随而来的是卫气更加不够用，因为它是一气，全部凝在脉里面，脉外是空虚的。最简单的理解就是，卫气"温分肉，充皮肤，肥腠理，司开阖"四个作用就发挥不了，所以患者越吃，外面就越寒，明白这个道理我们才能把这个方在临床发挥出作用。

方中已经加了附子，保证"春之发陈，夏之蕃秀"的力，而且同时我们加强了水之上源——肺，不是单纯地用一味药。刚刚说的上、中、下焦，肺、胸、膺、膈、肋，大的这个腔隙也是会瘀堵的，因为心主血脉，肺朝百脉，这个脉和心肺的关系太密切了。我们这样就利用了百川里面大的川，因为它是腔隙，可能是比海浅一点的这些江河湖泊，我们把这个道路打通，这样就形成了完整的一气。

所以这个方真正治得最好、最快的是急性腰扭伤，患者不能动，只能保持一个姿势，肯定是阳气不够才会这样，阳气精则养神，柔则养筋，柔不了养不了这个筋是因为液枯，整个液枯了之后，外面没有相应的生机，所以服药后液一旦能够生成，它就会自己去濡润，无形之中发挥的就是阳气的作用，所以这个方更加验证了阴阳本来就是一气，怎么恢复都可以，不管用什么样的方法，本气自病就是与生具有的元气，这团能量所携带的信息，就是目前我们对天地世界认识的最高的一种说法，那就是信息。

能量有它自己的算法，而信息是没办法计算的，很多人把它叫作超弦理论，就是量子力学和广义的相对论小而无内大而无外的理论的糅合，来针对构成我们这个世界最小的粒子的四个作用力的一个概括的一种学术，叫超弦理论，这个不是我们中医人能够做到的。其实我也看了很多数学相关的书，想从那些书里面看看能不能把中医的理论也提出一个像样的定理、定律，有一本书就是讲这个的，第一看不懂，第二看懂了也不会算，没有基本的高数知识也算不出来，加上又是量子力学，但是我们思维是可以的，完全用气化，中医本身就有这样的理论，这种认识方法就在《伤寒杂病论》，就在中医四部经典里。